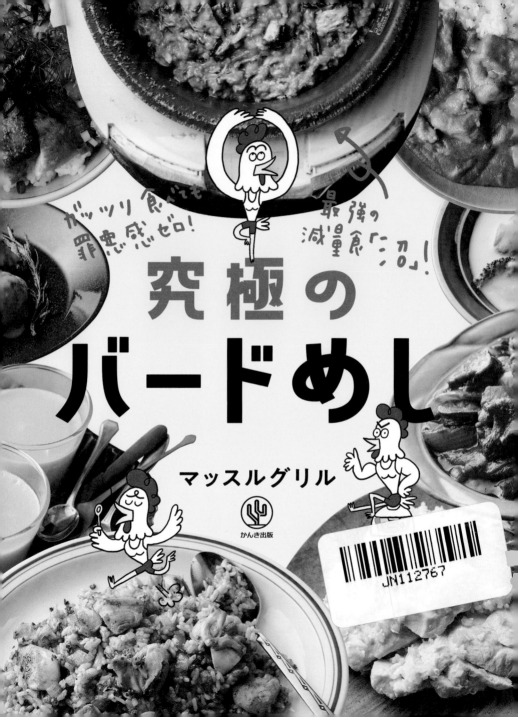

ガッツリ食べても
罪悪感ゼロ！

最強の
減量食「沼」！

究極の
バードめし

マッスルグリル

かんき出版

JN112767

おいしい。

飽きない。

俺のチカラ、存分に見せてやる！

バードは
自分史上最高の
体をつくる
神食材！

高たんぱく。

コスパ最強。

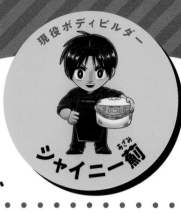

現役ボディビルダー

ジャイニー薊（あざみ）

この本は、

1 筋肉が落ちない

2 健康的にやせられる

3 たくさん食べても罪悪感ゼロ

4 自炊が好きになる

そんなバードレシピを目指しました！

→詳しくは次ページ

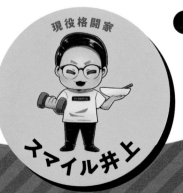

現役格闘家

スマイル井上

CONTENTS

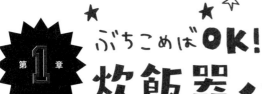
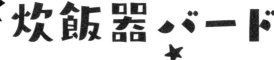

第1章

ぶちこめばOK!
炊飯器バード

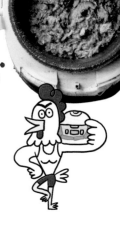
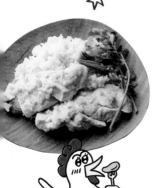

教えて
シャイニー!❶
ダイエットを
続けるコツって
何ですか?
36

第2章

食べ応えバツグン!
主食バード

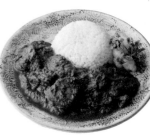

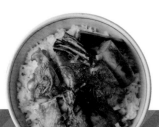

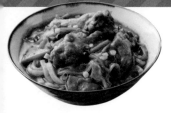

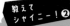
教えて
シャイニー！②
ダイエット中の
トレーニングは
どうすればいい？

50

第3章 最強のご飯の相棒！ おかずバード

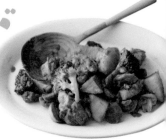

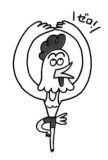

|ゼロ!|

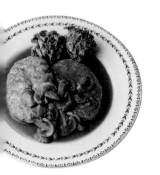

教えて
シャイニー！③
ダイエット中には
チートデイを
つくるべき？

72

第4章 飲みすぎ注意！
おつまみバード

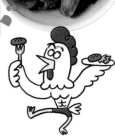

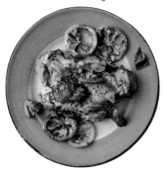

教えて
シャイニー！❹
ダイエット中の
「果物」と「飲み物」
についてアドバイス
ください！
88

第5章 普通のレシピにはない満腹感！
スープバード

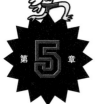

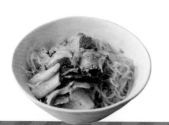

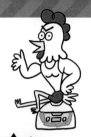

第6章

ビルドアップしたいなら！
バルクめしバード

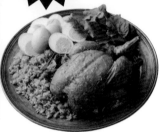

第7章

小腹が減ったときに！
おやつバード

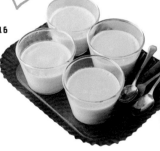

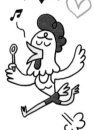

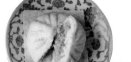

各レシピの分量は、3〜4食分を目安にしています。
ただ、基礎代謝量によって摂取すべき量は異なりますので、
11〜12ページの計算を行ったうえで、食べる量は各自の判断で決めてください。

ご飯及びレシピに記載されていない材料は、カロリー計算に含まれません。

二次元コードはマッスルグリルのYouTube動画リンクです。ただし、
本書の材料・調理方法とは一部異なるものもありますので、ご了承ください。

大さじ1は15ml、小さじ1は5ml、1カップは200mlです。

水について材料に表記がない場合、基本的に分量外です。

火力について特に表記がない場合は、中火です。

電子レンジ、オーブントースターなどは機種によって
加熱時間が変わる場合もありますので、様子を見ながら調理してください。

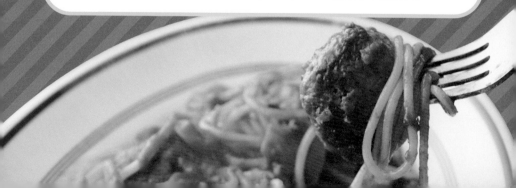

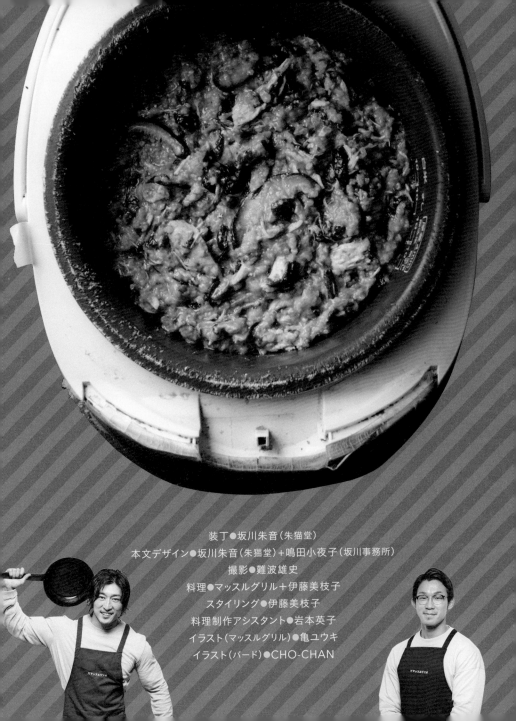

装丁●坂川朱音（朱猫堂）

本文デザイン●坂川朱音（朱猫堂）＋鳴田小夜子（坂川事務所）

撮影●難波雄史

料理●マッスルグリル＋伊藤美枝子

スタイリング●伊藤美枝子

料理制作アシスタント●岩本英子

イラスト（マッスルグリル）●亀ユウキ

イラスト（バード）●CHO-CHAN

マッスルグリル式

本当に重要な知識はこれ！

ダイエット成功のポイント

1 自分の基礎代謝量を把握しよう。

やせるとは、簡単にいうと「摂取カロリー＜消費カロリー」ということ。摂取カロリーが消費カロリーよりもはるかに多い場合、**余ったカロリーは脂肪として蓄積されてしまいます。**

「じゃあ、摂取カロリーを極限まで減らせば（つまり食べなければ）、やせるじゃん！」そう思った人もいるかもしれません。

しかし、過度な食事制限は、やせるどころかエネルギー不足に陥り、活力（やる気）がなくなったり、筋肉が落ちたり、体調が悪化したりします。

また、かえって食べたい衝動が募り、一時的にやせることができてもリバウンドしてしまう恐れがあります。したがって、**食事は"しっかり"とることがダイエットの大原則なのです。**

では、この"しっかり"とは何を指すのでしょうか。

それが「基礎代謝量」です。基礎代謝量とは、呼吸、体温調整・脳や内臓、神経の活動など、何もしなくても普通に生きていれば消費するエネルギー量のこと。性別、年齢、体格、体温、季節、生活などによって変化します。**「ダイエット時においても1日最低、基礎代謝量分のカロリー摂取が必要」**と覚えましょう。

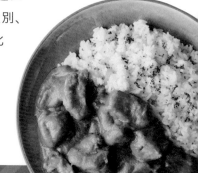

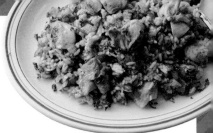

基礎代謝量は以下の計算式で求められます。

基礎代謝量（kcal／日）＝
基礎代謝基準値（kcal／kg／日）× 体重（kg）

以下の表に沿って、自分の基礎代謝を計算してみましょう。

年齢	男性 (kcal/kg/日)	女性 (kcal/kg/日)
12～14歳	31.0	29.6
15～17歳	27.0	25.3
18～29歳	23.7	22.1
30～49歳	22.5	21.9
50～64歳	21.8	20.7
65～74歳	21.6	20.7
75歳～	21.5	20.7

参考：厚生労働省
「日本人の
食事摂取基準
(2020 年版)」

例えば、
● 32歳、体重70kgの男性の場合……70×22.5＝1575kcal
● 28歳、体重45kgの女性の場合……45×22.1＝994.5kcal
が基礎代謝量となります。簡単ですね。
※この計算は簡易的なものです。より正確な数値を測りたい方は体組成計を
利用しましょう。

2 1日に必要な栄養素を把握しよう。

基礎代謝量がわかったところで、次は必要なカロリーをどのように摂取すべきか知りましょう。

エネルギー源になる栄養素には「たんぱく質（Protein）」「脂質（Fat）」「炭水化物（Carbohydrate）」の三大栄養素があります。この3つの頭文字をとって「PFCバランス」と呼ばれています。

これまでの経験上、ダイエット時にはこの3つを以下の配分で摂取するのがいいと僕たちは考えています。

	一般的な人	日常的に トレーニングしている人
たんぱく質(P)／1g=4kcal	25%	40%
脂質(F)／1g=9kcal	15%	20%
炭水化物(C)／1g=4kcal	60%	40%

例えば、

● 一般的な人で、基礎代謝量が1200kcalの場合
→たんぱく質300kcal（=75g）、脂質180kcal（=20g）、炭水化物720kcal（=180g）
● 日常的にトレーニングしている人で、基礎代謝量が1800kcalの場合
→たんぱく質720kcal（=180g）、脂質360kcal（=40g）、炭水化物720kcal（=180g）
となります。

これに加えて、五大栄養素に含まれる「ビタミン」「ミネラル」を摂取すれば、1日に必要な栄養素を摂取できることになります。

3 「たんぱく質」の摂りすぎに注意！

「たんぱく質を摂れば、やせる（筋肉が増える）」と思っている人、
多いのではないでしょうか？
この考え方は完全に間違っています。

・たんぱく質に意識が向いた結果、健康意識が上がって食習慣を改善し、ジム
にも通うようになった
・今まで脂質を摂りすぎていた人がたんぱく質を増やして、食事の量を変えず
にカロリーが減った（詳しい解説は次ページ）
といった状況なら別です。
しかし、**たんぱく質を摂るだけで筋肉が肥大化したり、やせたりすることは
ありません**。断言します。

たんぱく質は、筋肉や内臓、髪、爪などを構成し、ホルモンや酵素を作り、免疫
細胞を活性化させる役割を持ちます。しかし過剰に摂取すると、栄養として吸
収しきれず、むしろ**脂肪として蓄積されてしまいます**。

たんぱく質を効率的に摂取する方法として「プロテイン」がありますが、ダイエッ
トを目的にしているのならおすすめできません。
必要なたんぱく質は、日々の食事から摂取できます。
プロテインはあくまで栄養補助食品。
本来あるべき姿は、
日々の食事で補うことです。間違っても
「プロテインが中心」の食生活はやめましょう。

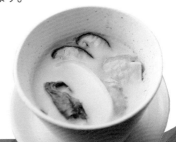

脂質、炭水化物を抜くのはNG!

「たんぱく質神話」と並んで間違って認識されがちなのが、「ダイエット時には脂質や炭水化物を抜く」ということ。

たしかに「脂質の摂りすぎ」は、肥満の原因になりえます。**あまり食べていないのに太ってしまう人は、脂質の多い食べ物を選んでいる可能性が高いです。**
実際、1人分のパスタでも、オイルとバターで女性1日分の脂質が含まれている場合もあります。
また、たんぱく質＝1gあたり4kcal、
脂肪＝1gあたり9kcal、
炭水化物＝1gあたり4kcalのため、同じ量でも
脂質を減らして、たんぱく質や炭水化物を
増やしたほうが総カロリーを減らすことができます。
しかし、**脂質は悪ではありません**。
脂質を極端に摂らなくなると、肌が荒れたり、
すぐに空腹になったり、活力が減退したりします。
同じことは、炭水化物にもいえます。炭水化物を抜くと、
糖質制限によって体重は落ちますが、体は枯渇している状況です。そのため筋肉が落ちたり、頭がクラクラしたりします。「炭水化物ダイエット」は有名なダイエット法ですが、完全に抜くのは危険です。

結局のところ、何かを過剰に摂取する、あるいは断つというのは体への負担でしかなく、健康的にやせるとは真逆の方針です。**「自分の体に合わせて、バランス良く栄養素を摂る」ことこそ王道であり、最強のダイエット法なのです。**

5 食事の回数は制限ナシ。間食もNGじゃない。

食事の回数は、11ページで解説した「基礎代謝量」に加え、ビタミンとミネラル、食物繊維を摂取すれば、基本的には何回でも構いません。

ただ、1回にガッツリ食べすぎると、血糖値が急上昇し、食後に眠くなったり集中できなくなったりする可能性があります。そうした理由から、**できれば「1日3、4食」のがおすすめです。**

また、トレーニングをしている人は、直前に（特に油っこいものを）食べたり、逆にエネルギーが枯渇したりしていると、パフォーマンスが落ちてしまうので、タイミングについては意識しましょう。僕たちの食事スケジュールについては、122～123ページで紹介していますので参考にしてください。

間食は摂らないのが理想です。しかし、中には「ポテチやチョコが好きで、定期的に食べないとストレスになってしまう」という人もいるでしょう。

そうした場合、食べすぎなければ（量をコントロールできれば）OKだと考えています。ここでも自分の1日の基礎代謝量を意識して、その他の食事とバランスをとるかたちでダイエットを続けましょう。

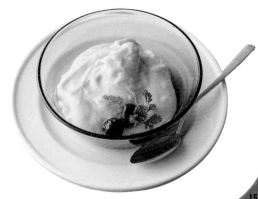

ただ、本書で紹介しているような
「食べ応えもあって、砂糖不使用・
添加物ゼロ」のものを日常的に
食べるようになれば、お菓子や
ジャンクな食べ物は自然と
体が求めなくなっていくはずです。

砂糖不使用、添加物ゼロを意識する。

前ページの最後に少しふれましたが、砂糖不使用・添加物ゼロは健康的にやせるためには欠かせないポイントです。

砂糖も、人工甘味料などの食品添加物も、いわば「**脳を騙すもの**」です。中毒性があるため、摂りすぎた食生活を送っていると、体ではなく脳が欲するようになります。
本書では、**砂糖やみりんの代わりに「果汁100%のりんごジュース」を使用しています**。レシピを見て「こんな料理でも使っているのか」と驚く人もいると思いますが、**りんごジュースを使うことで自然な甘さを出せるのです。**

砂糖以外の調味料、油も同じで、無添加を選ぶことをおすすめします。多少高額になったとしても、一度に使用する量は限られているので、中長期的に見ればコスパが良い投資です。

次ページでは、砂糖不使用、添加物ゼロの自家製調味料＆
ドレッシングのレシピを紹介しています。
使えるシーンは幅広いので、
まとめて作って
ストックしておきましょう！

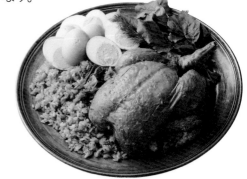

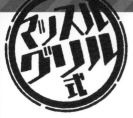

砂糖不使用、添加物ゼロ！

つくおき
調味料＆ドレッシング

シャイニーケチャップ

- ●トマトジュース
 …720ml
- ●酢…15ml
- ●りんご…1個
- ●玉ねぎ…1個
- ●塩…30g
- ●プルーン
 （乾燥）
 …100g

1 鍋にトマトジュースを入れて火にかけ、2/3量になるまで煮詰める。

2 りんごと玉ねぎを適当な大きさに切り、シリコンスチーマーに入れて塩をふって電子レンジで加熱する（700Wで10分）。

3 ミキサーに粗熱を取った**1**と**2**、プルーンと酢を入れてなめらかになるまで混ぜる。

シャイニードレッシング

- ●にんじん…1本
- ●玉ねぎ…1/2個
- ●セロリ…1/4本
- **Ⓐ**
- ●サラダ油…100ml
- ●酢…10ml
- ●トマトジュース
 …100ml
- ●塩…5g
- ●こしょう…少々

1 にんじんと玉ねぎ、セロリを適当な大きさに切り、シリコンスチーマーに入れて電子レンジで加熱する（700Wで10分）。

2 粗熱をとった**1**をミキサーに入れ、**Ⓐ**を加えてなめらかになるまで混ぜる。

全卵マヨネーズ

- ●卵…1個
- ●塩…10g
- ●酢…20ml
- ●サラダ油
 …300ml

1 フードプロセッサーに、卵と塩、酢を入れて高速モードで混ぜる。

2 サラダ油を数回に分けて少しずつ加えながら、お好みの固さになるまでさらに混ぜる。

タルタルソース

- ●ゆで卵…2個
- ●全卵
 マヨネーズ
 …40g
- ●こしょう…少々

1 ボウルにゆで卵を入れて、フォークなどで細かくつぶす。

2 全卵マヨネーズとこしょうを加えて混ぜる。

一部のレシピで使用している便利な調理器具

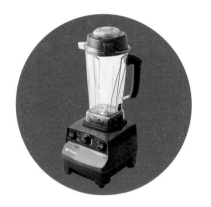

ミ キ サ ー

調理の手間をグッと減らします。
本書ではバイタミックスを
使用しています。

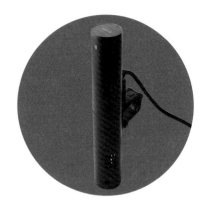

低 温 調 理 器

バードの旨味をより引き出せます。
本書ではボニークを
使用しています。

炊飯器について

- 本書では、圧力機能がついていない5.5合炊きの炊飯器を使用しています。レシピの分量は5.5合炊きのものです(3合炊きだと吹きこぼれリスクがあります)。
- 調理にあたっては、必ず炊飯器の取扱説明書をよく読んでください。圧力機能がついた炊飯器だと調理できないものもありますので、取扱説明書に従ってください。

- 炊飯器の炊き上がりはメーカーや機種によって違うので調整してください。また、炊飯器の調理時間は目安なので様子を見ながら調理してください。
- 水分の多い料理は炊き上がりの際にエラーが出る場合がありますが、料理はできています。また、保温時間は目安です。夏場は特に傷みやすいので、長時間の保温の際は注意してください。

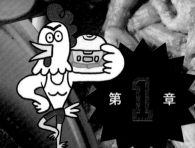

第 1 章

ぶちこめば **OK!**
炊飯器バード

材料をおもむろに切って入れて、
ポチッと押せば完成!
再生回数450万回を突破した「沼」をはじめ、
自炊慣れしていない人、調理に時間をかけられない人に
おすすめのレシピを紹介!

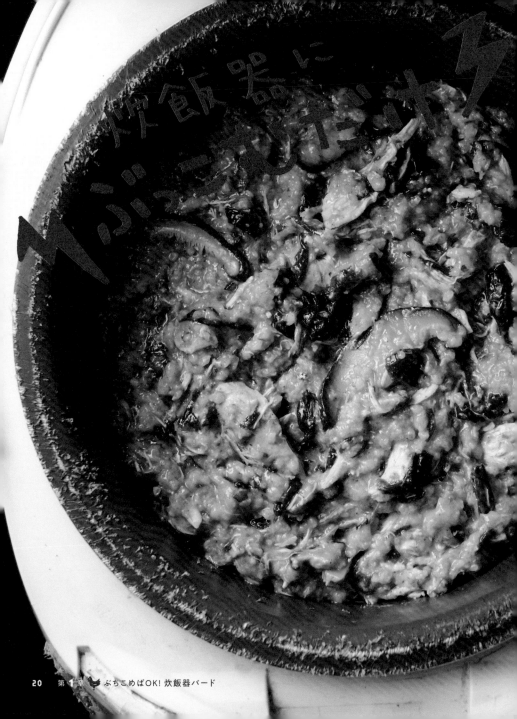

炊飯器に
ぶちこむだけ！

1379kcal	
たんぱく質	**121.5**g
脂質	**12.9**g
炭水化物	**189.3**g

材料を見てくれ。これで
マズいわけがないだろ?

沼

材料

- ● 鶏むね肉…450g
- ● 米…200g
- ● 乾燥わかめ
  …1つかみ
- ● 干ししいたけ
  （スライスタイプ）
  …1つかみ
- ● おくら…10本
- ● 水…1500ml
- ● カレー粉…30g
- ● 塩…5g

1 炊飯器に、米、乾燥わか
め、干ししいたけ、おくら
（がくは取らない）、塩、カ
レー粉、水、皮を取った鶏
むね肉の順に入れて炊飯
モードで炊く。

2 炊き上がったら保温状態
にして、4時間たったら混
ぜる。

point

1日の摂取カロリー管理が
手軽にできる
ダイエットメニュー。
量は基礎代謝量をベースに
個々で調整してください!

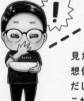

見た目からは
想像がつかないほどおいしい!
だしの旨味が存分に味わえる、
これぞ究極の減量食!

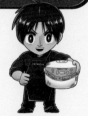

いくらでも食べられる!!

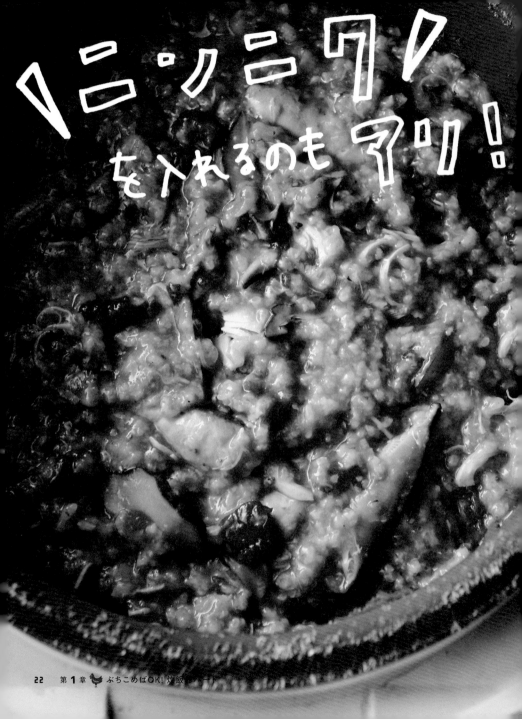

ニンニク！
を入れるのも アリ！

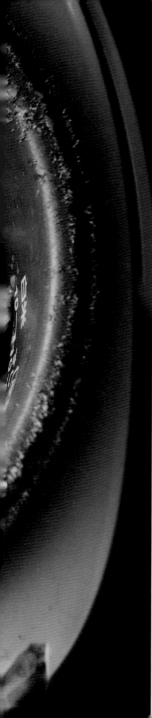

1362kcal

たんぱく質 **123.9g**

脂質 **6.8g**

炭水化物 **196.6g**

トマト好きにはたまらない
沼の妹的存在!

マグマ

- 鶏ささみ…450g
- 米…200g
- 干ししいたけ
  （スライスタイプ）
  …1つかみ
- おくら…5本
- 玉ねぎ…1／2個
- トマト水煮缶（ホール）
  …1缶（400g）
- 水…1000ml
- 塩…5g
- こしょう…少々

1 玉ねぎは皮をむき、フードプロセッサーでみじん切りにする。

2 炊飯器に、米、干ししいたけ、おくら（がくは取らない）、**1**の玉ねぎ、塩、こしょう、トマト水煮缶を入れる。分量の水を少量缶に入れて軽くすすぎ、残りの水と一緒に炊飯器に入れる。最後に鶏ささみを入れて炊飯モードで炊く。

3 炊き上がったら保温状態にして、4時間たったら混ぜる。

point

沼のバリエーションとして
開発したメニューです!
沼では摂り切れない栄養素を足しています。

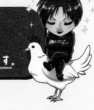

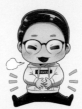

しっかりしたトマト味とこしょうのスパイシーさが癖になります!
沼では物足りない方におすすめ!

ヘルシー

色鮮やか

1476kcal	
たんぱく質	57.3g
脂質	47g
炭水化物	200.5g

知り合いの
留学生・ジャンくんの
お弁当から着想を得た

ジャンピラフ

- 鶏手羽元…3本
- まいたけ…1パック
- 赤パプリカ…1/2個
- 黄パプリカ…1/2個
- にんじん…1/2本
- 玉ねぎ…1/2個
- ほうれん草…1束
- 米…1.5合
- 塩…8g
- こしょう…少々
- オリーブオイル…20g
- 水…200ml

1 にんじんはよく洗って皮付きのまま縦に2つに切ってから4〜5つに切る。パプリカはへたと種を取り、ざく切りにする。玉ねぎは皮をむき2〜4つに切る。まいたけは細かく刻み、ほうれん草は根元の部分を切り落とし、洗ってざく切りにする。

2 にんじんとパプリカ、玉ねぎはフードプロセッサーでみじん切りにする。

3 炊飯器に、米（洗わない）、水、鶏手羽元の順に入れる。**2**のみじん切り野菜と、まいたけ、ほうれん草を加える。

4 塩とこしょう、オリーブオイルを加えて、炊飯モードで炊く。炊き上がったら1時間おいてからよく混ぜる。

硬めに炊いたご飯と
野菜の食感がよく、
手羽元から出ただしで
旨味を感じます！

point

女性におすすめのカロリー管理レシピです！沼と違って周りの目を気にせず食べられるので、お弁当としても人気です。

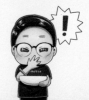

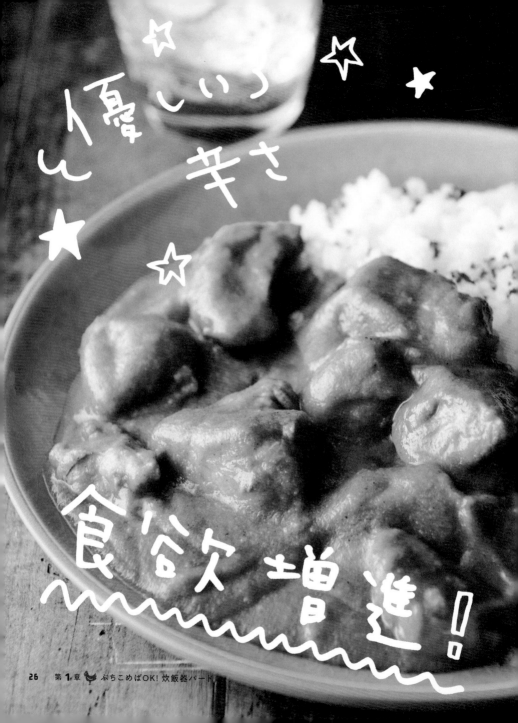

優しい辛さ

食欲増進！

801kcal	
64.6g	
18.1g	
96.6g	

市販のルーでは
味わえない
素材を生かした欧風カレー

シャイニーカレー

材料

- 鶏むね肉…250g
- にんじん…1/2本
- 玉ねぎ…1個
- じゃがいも（中サイズ）…1個
- しょうが…10g
- りんごジュース…250ml
- 水…250ml
- 塩…5g
- カレー粉…30g
- サラダ油…10g

作り方

1 鶏むね肉は、大き目のひと口大に切って軽く塩（分量外）をふり、サラダ油をひいたフライパンで炒める。

2 玉ねぎは皮をむき、にんじんとじゃがいも、しょうがはよく洗って皮付きのままざく切りにする。ミキサーに入れて、りんごジュースと水、カレー粉を加えてなめらかになるまで混ぜる。

3 炊飯器に、1の鶏肉と2のペーストを入れて塩を加え、炊飯モードで炊く。炊き上がったら8時間保温状態にする。

point

脂質を最小限に抑えた野菜たっぷりカレー。
レシピはベースですので、
お好きな野菜を加えて自分だけの
カレーにアレンジしてください！

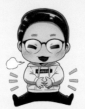

たくさんの野菜とスパイスの風味が特徴！
ゴロゴロバードとフレッシュな酸味の
さらさらスパイシーカレー！

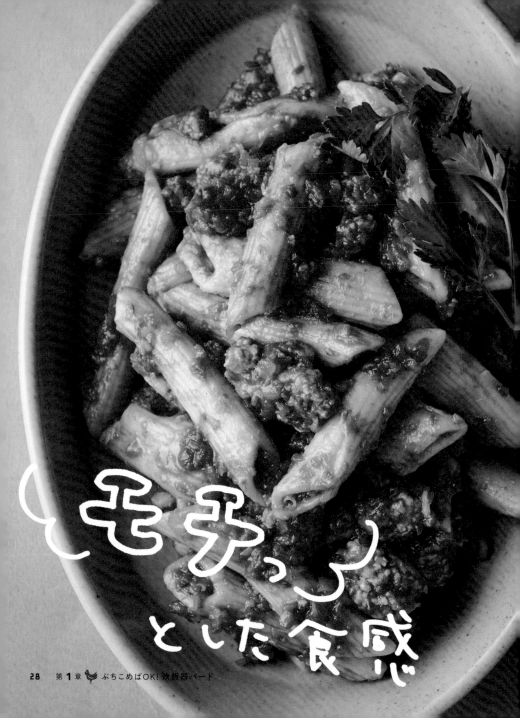

モチっ
とした食感

1077kcal	
たんぱく質 **77.8g**	
脂質 **30.8g**	
炭水化物 **103.3g**	

見えないだけで
野菜めちゃくちゃ入ってます。

ミートソースペンネ

- 鶏もも肉…150g
- 鶏むね肉…150g
- 玉ねぎ…1/2個
- にんにく…1かけ
- 黄パプリカ…1個
- セロリ…1/4本
- ブーケガルニ
  （袋入りタイプ）…1包
- 赤ワイン…100ml
- トマトジュース…500ml
- りんごジュース…100ml
- ペンネ…200g
- 塩…5g
- こしょう…少々
- オリーブオイル…20g

1 鶏肉はそれぞれ皮を取る。フードプロセッサーで粗いみじん切りにし、フライパンで油をひかずに塩少々（分量外）を加えて炒める。

2 セロリは葉ごと、玉ねぎは皮をむき、パプリカは種を取らず、それぞれざく切りにし、フードプロセッサーで粗いみじん切りにする。

3 炊飯器に、ペンネ、赤ワイン、トマトジュース、りんごジュースの順に入れる。2のみじん切り野菜と皮をむいてつぶしたにんにくを加え、オリーブオイルと塩、こしょうをかけてブーケガルニを入れる。1の鶏肉をのせて、炊飯モードで炊く。炊き上がったらよく混ぜる。

point

炊飯器一つって作れるダイエットパスタ！
ショートパスタは炊飯器で煮込んでも
食感を損ないません。

酸味の効いたミーソトースと
柔らかくなった熱々のペンネが絶妙！
セロリの風味が食欲をさらにそそります。

食べ応え
ガッツン

672 kcal	
たんぱく質	68.1g
脂質	5.2g
炭水化物	94.7g

名前は洋風だけど、
味は生粋の和風！

ジャガバード

- 鶏むね肉…250g
- じゃがいも…400g
- キャベツ…1／6個
- まいたけ…1／2パック
- エリンギ…1本
- しょうが…1かけ
- 醤油…40ml
- りんごジュース…80ml
- 水…40ml

1 鶏むね肉は皮を取り、大き目のぶつ切りにする。じゃがいもはよく洗って皮付きのまま2〜4つに切り、キャベツはざく切りにする。まいたけはざく切りにし、エリンギは手で食べやすい大きさに割く。しょうがは皮付きのまません切りにする。

2 炊飯器に、じゃがいも、鶏むね肉、まいたけ、エリンギ、しょうが、りんごジュース、醤油、水、キャベツの順に入れて、炊飯モードで炊く。

3 炊き上がったら、8時間保温状態にする。

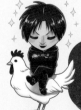

point

満腹になるけどやせていくカロリー管理メニュー。じゃがいもは、実は超低カロリーなんですよ！

ほくほくじゃがいもに淡白なバードの絶妙なハーモニー！満足感も半端ない！こんなに食べられないよ。

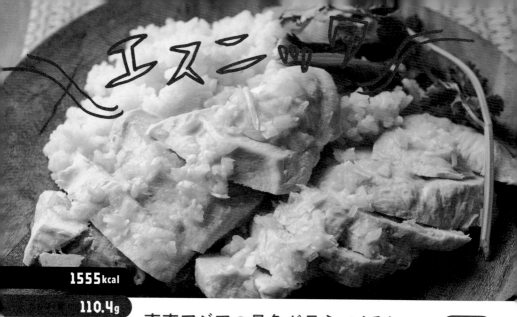
エスニック

1555kcal

110.4g

9g

242g

東南アジアの景色が見えてくる！

カオマンガイ

- 鶏むね肉…400g
- 米…2合
- 長ねぎ (青い部分)…1本分
- 塩…5g
- 粗挽き黒こしょう…少々
- 水…400ml
- ナンプラー…10ml
- おろしにんにく (チューブ)…小さじ2
- おろししょうが (チューブ)…小さじ2

 Ⓐ
- 長ねぎ (白い部分)…5cm (約15g)
- ナンプラー…10g
- 水…大さじ1
- 酢…小さじ1
- おろししょうが (チューブ)…小さじ1／2

1 鶏むね肉は皮を取り (とっておく)、長ねぎはぶつ切りにする。炊飯器に、米 (洗わない)、鶏むね肉、鶏皮、長ねぎ、塩、こしょう、しょうが、にんにく、ナンプラー、水の順に入れて炊飯モードで炊く。炊き上がったら1時間保温状態にする。

2 Ⓐの長ねぎをみじん切りにし、その他の材料と混ぜてタレを作る。

3 1が炊き上がったら、鶏むね肉、鶏皮を取り出してよく混ぜる。器に盛り、スライスした鶏肉と鶏皮をのせ、2のタレをかける。

point
たんぱく質が不足しがちな人向けの簡単料理です！

きのこと味噌の絶妙ハーモニー!

味噌煮込み

- 鶏むね肉…600g
- キャベツ…1/6個
- 玉ねぎ…1/2個
- しょうが…1かけ
- まいたけ…1パック
- しめじ…1パック
- エリンギ…1パック
- 味噌…100g
- 醤油…10ml
- りんごジュース…200ml

1 鶏むね肉は皮を取る。キャベツはざく切りにする。エリンギは手で食べやすい大きさに割き、まいたけとしめじは小房に分ける。

2 皮をむいた玉ねぎとしょうがはざく切りにし、味噌と醤油、りんごジュースと一緒にミキサーで玉ねぎが細かくなるまで混ぜる。

3 炊飯器に、鶏肉とキャベツ、きのこ類と**2**を入れて炊飯モードで炊く。炊き上がったら8時間保温状態にする。

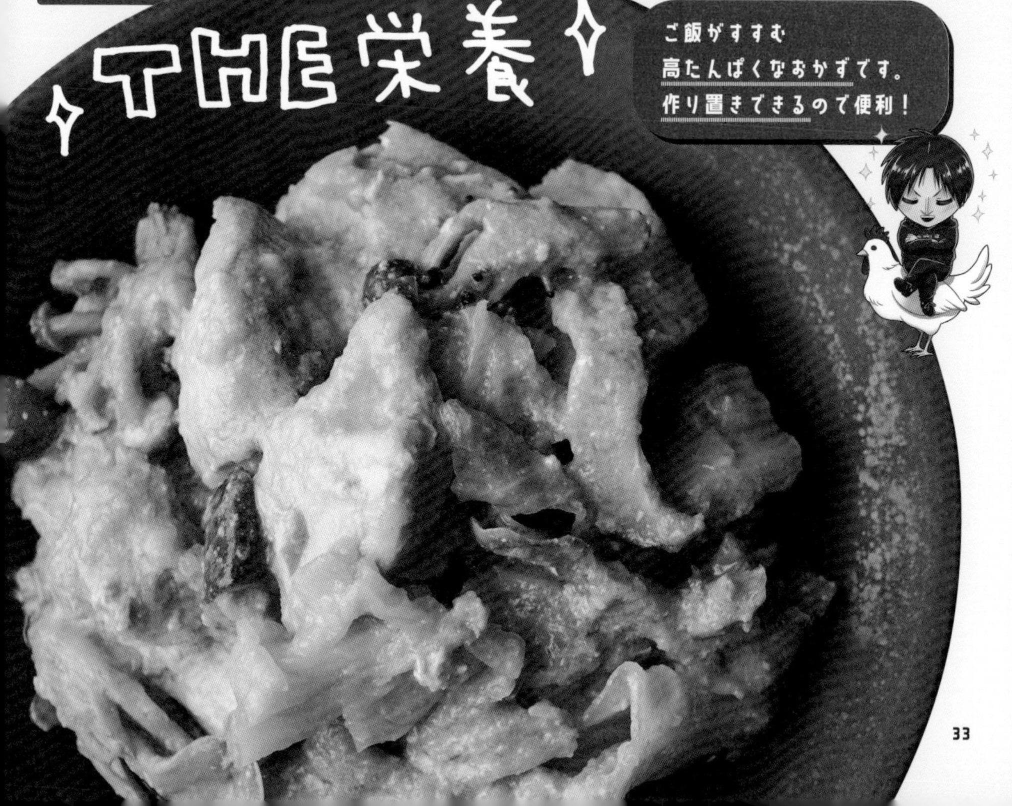

point

ご飯がすすむ高たんぱくなおかずです。作り置きできるので便利!

◇THE栄養◇

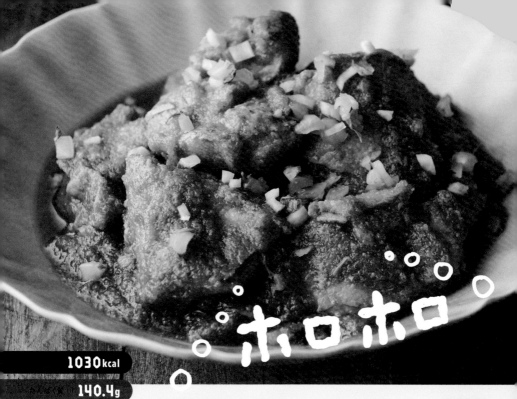

ホロホロ

1030kcal	
たんぱく質	**140.4g**
脂質	**29g**
炭水化物	**43.3g**

この柔らかさ……マジでむね肉!?

みぞれ煮

- 鶏むね肉…600g
- 鶏皮…1枚
- 大根…1/2本
- 玉ねぎ 1/2個
- しょうが…1かけ
- 醤油…100ml
- 片栗粉…適量

1
大根としょうがはよく洗って皮付きのまま大きめのざく切りにする。玉ねぎは皮をむいてざく切りにする。ミキサーに入れて醤油を加え、みぞれ状になるまで混ぜる。

2
鶏むね肉はそぎ切りにし、片栗粉をまぶす。

3
炊飯器に1と2、切った鶏皮を入れて炊飯モードで炊く。炊き上がったら8時間保温状態にする。

point

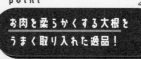

お肉を柔らかくする大根をうまく取り入れた逸品!

822 kcal

116.7 g

8.4 g

70.6 g

おふくろの顔を思い出す〜！

筑前煮

● 鶏むね肉…500g

● にんじん…1本

● ごぼう…1/2本

● 大根…1/4本

● こんにゃく…100g

● しいたけ…4個

● 片栗粉…適量

● 醤油…100ml

● りんごジュース…100ml

● 顆粒だしの素（あご）…10g

● 水…100ml

1 こんにゃくはスプーンでひと口大に切る。シリコンスチーマーに入れてひたひたになるよう水を加え、電子レンジで加熱する（700Wで6分）。

2 鶏むね肉は皮を取り、大き目のぶつ切りにして片栗粉をまぶす。大根とにんじんは皮をむき、乱切りにする。ごぼうはよく洗い、皮付きのまま乱切りにする。しいたけは軸を切り落とし、かさの上に十字に切り込みを入れる。

3 炊飯器に、**2**の野菜、**1**のこんにゃく、鶏むね肉を入れて醤油とりんごジュース、だしの素、水を加えて炊飯モードで炊く。炊き上がったら8時間保温状態にする。

日本人で よかった

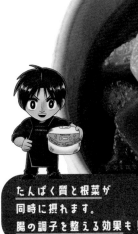

たんぱく質と根菜が
同時に摂れます。
腸の調子を整える効果も！

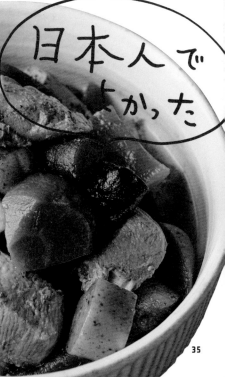

ダイエットを続けるコツって何ですか？

\ A N S W E R /

目的を忘れず、空腹を受け入れることです。

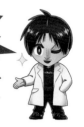

「友だちの結婚式に出るから」「健康診断の結果が悪かったから」「薄着の季節が近づいてきたから」「正月太りしてしまったから」などなど、ダイエットをしようと思ったきっかけは人それぞれあるはずです。**その目的を忘れてはいけません**。忘れっぽい人は、毎日念仏のように唱えてください。

とはいえ、食べたいものを食べられない、あるいは空腹の状態はツラいものですよね。そんなときはこう考えてください。**「空腹こそ、ダイエットの目的だ」**と。例えばトレーニングをする場合、「筋肉痛」は覚悟できますよね。むしろ、その痛みは筋肉が増えるサインであり、ポジティブに受け入れられるはずです。同じように、**「空腹や物足りなさは、やせているサイン」**だと考えてみてください。ダイエットに楽しさや達成感を得られるはずです。

ダイエットを通して、欲求のコントロールができるようになります。これは仕事やプライベートでも役立ちます。継続すれば「やせる」以外のメリットも感じられるはずですよ。

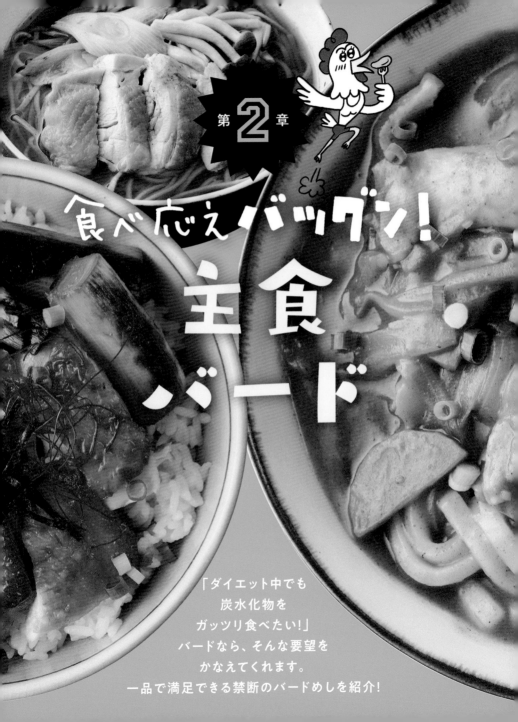

第2章

食べ応えバツグン！
主食
バード

「ダイエット中でも
炭水化物を
ガッツリ食べたい！」
バードなら、そんな要望を
かなえてくれます。
一品で満足できる禁断のバードめしを紹介！

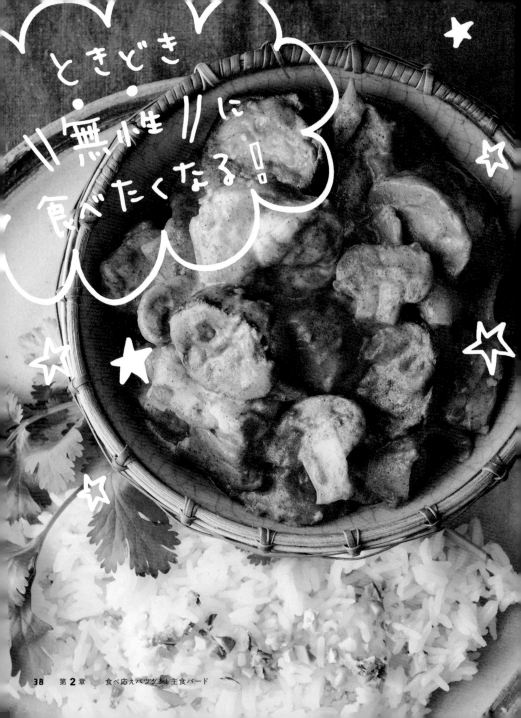

ときどき無性に食べたくなる!!

3023kcal

たんぱく質 ▮▮▮ **135.1g**

脂質 ▮▮▮▮▮▮▮▮▮▮▮ **100g**

炭水化物 ▮▮▮ **379.6g**

ひと口食べればここは南国!

マッサマン風シャイニーカレー

- 鶏もも肉…500g
- にんじん…2本
- 玉ねぎ…2個
- なす…2本
- マッシュルーム…1パック
- しょうが…1かけ
- 牛乳…500ml
- カレー粉…50g
- 薄力粉…30g
- 塩…10g
- シナモンパウダー…少々
- タイ米…2合

1 タイ米はサッと水洗いして軽く水けを切り、炊飯器で2合の目盛りまで水を入れてすぐに早炊きモードで炊く。鶏もも肉は皮付きのまま大き目のひと口大に切る。なすは輪切りか半月切りにする。マッシュルームは厚めにスライスする。

2 にんじんと玉ねぎは皮をむいてひと口大に切る。シリコンスチーマーに並べ、ラップをして電子レンジで加熱する(700Wで10分)。

3 カレー粉と薄力粉をフライパンでから煎りする。ミキサーに入れて、牛乳と切ったしょうが、シナモン、塩を加えてよく混ぜる。

4 フライパンで鶏もも肉を皮目を下にして焼く。油が出てきたら、なすとマッシュルームを加えて炒める。焼き色が付いてきたら**2**の野菜を加えてさらに炒める。

5 全体がなじんだら**3**を加え、混ぜながら10分煮る。器に**1**のご飯と一緒に盛る。

point

南国のカレーを自宅で簡単に再現できます!

世界一おいしい食べ物にも選ばれたマッサマンカレー!スパイシーさとクリーミーさが特徴です!

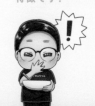

健康や美容効果も

♪ スパイス&旨味の ♪ 協奏曲

2234kcal

たんぱく質 ▥▥ **158.4g**

脂質 ▥▥▥▥▥▥▥ **42.6g**

炭水化物 ▥▥ **288.8g**

ネパール料理人から
直接聞いてアレンジ！

ネパール風 バードカレー

- 鶏むね肉
  …600g
- にんじん…2本
- 玉ねぎ…1個
- にんにく…1かけ
- しょうが…1かけ
- トマトジュース
  …300ml
- サラダ油…30g
- 塩…5g
- ご飯…適量

A

- ターメリックパウダー
  …10g
- コリアンダーパウダー
  …18g
- クミンパウダー
  …18g
- チリパウダー
  …少々

1 鶏むね肉は皮を取り、ぶつ切りにする。にんじんと玉ねぎは皮をむき、適当な大きさに切る。にんにくは皮をむく。

2 シリコンスチーマーににんじんと玉ねぎ、にんにく、しょうがを並べてラップをし、電子レンジで加熱する（700Wで10分）。ミキサーに移し、トマトジュースを加えてペースト状になるまで混ぜる。

3 フライパンにサラダ油を熱し、**A**のスパイスを弱火で炒める。鶏むね肉を加えてさらに炒めて、色が変わったら**2**のペーストと塩を加える。水分を飛ばしながら1/3量になるまで煮込む。

point

**野菜たっぷり、
本格スパイスカレーです！**

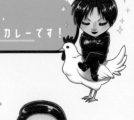

ネパール人もびっくりのお店のお味！
ご飯にもナンにも合う
甘みのある濃厚なルーです！

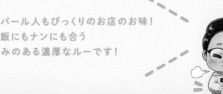

ロロロロ口コ口口！

男が絶対喜ぶ味！

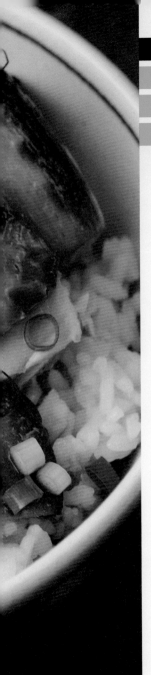

1199kcal	
たんぱく質 ‖‖‖‖ **58.3g**	
脂質 ‖‖‖‖‖‖‖‖‖‖ **43.6g**	
炭水化物 ‖‖‖ **132.8g**	

大ぶりに切ったねぎと
バードの豪快なハーモニー!

焼きバード丼

- 鶏もも肉…300g
- 長ねぎ…1本
- しょうが…1かけ
- 醤油…150ml
- りんごジュース
  …100ml
- 刻みのり、糸唐辛子、
  細ねぎ…各適量
- ご飯…1合

1 長ねぎは5cmの筒切り
にし、しょうがはよく洗っ
て皮付きのまま細切りに
する。

2 鶏もも肉はフライパンで
皮目を下にして焼く。脂が
出てきたら裏返し、空いて
いるところで**1**を炒める。
焼き色が付いたら醤油と
りんごジュースを加えて
煮詰める。

3 鶏もも肉を食べやすい大
きさに切り、器に盛った
ご飯にのせる。長ねぎと
しょうがを添えて、刻みの
りや糸唐辛子、小口切り
にした細ねぎをちらす。

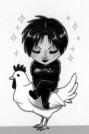

point

小腹が空いたときにサッと作れる
簡単料理です!

バードレシピの王道ながら、
甘辛いタレがご飯との相性バツグン!

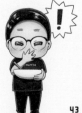

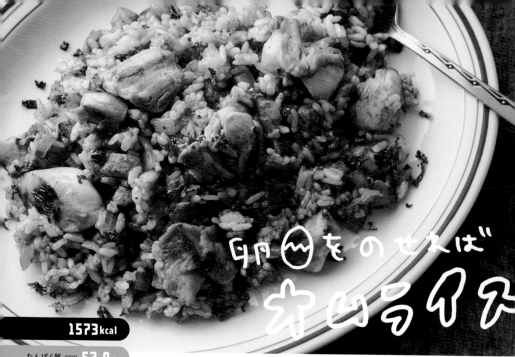

卵をのせれば オムライス

1573 kcal

たんぱく質	57.8g
脂質	30.7g
炭水化物	251.7g

おいしくて栄養バランス◎！まさに一石二バード！

バードライス

- 鶏もも肉…200g
- 玉ねぎ…1／2個
- にんにく…1かけ
- ケチャップ
  （シャイニーケチャップ推奨）
  …40g
- サラダ油…20g
- ご飯…300g

1 鶏もも肉は2cm角に切る。玉ねぎとにんにくはみじん切りにする。

2 フライパンにサラダ油を入れてよく熱し、鶏もも肉を炒める。色が変わったら玉ねぎとにんにくを加え、玉ねぎがしんなりするまでじっくり炒める。

3 ご飯を入れてさらに炒めたらケチャップを加え、酸味をとばすようによく炒める。

point

ジューシーなバードを使ったケチャップライスです！
日本人なら誰もが知ってる懐かしの味！

2468 kcal	
たんぱく質 ⫶⫶⫶⫶	56.5g
脂質 ⫶⫶⫶⫶⫶⫶	131.9g
炭水化物 ⫶⫶⫶	237.8g

チーユ(鶏油)を使えば
中華料理屋の味が簡単再現！

チーユチャーハン

- 鶏皮…6〜8枚
- 卵…2個
- ご飯…300g
- 長ねぎ…1本
- しょうが…1かけ
- 塩…8g
- こしょう…少々

1 鶏皮をシリコンスチーマーに入れ、電子レンジで加熱する（700Wで5分）。裏返してさらに5分程度、鶏皮から細かい泡が出てくるまで加熱する。足りない場合は追加で加熱する。鶏皮1枚と出た脂はとっておく。

2 長ねぎとしょうがは粗いみじん切りにして、卵は溶いておく。

3 フライパンに**1**の鶏の脂を入れてよく熱し、溶き卵を入れる。中央にご飯と長ねぎ、しょうがを加え、塩とこしょうをふってパラパラになるまで炒める。最後に**1**の鶏皮を刻んで加える。

point

捨ててしまいがちな鶏皮をうまく活用したチャーハンです！ 鶏皮の美味しさに驚愕します！

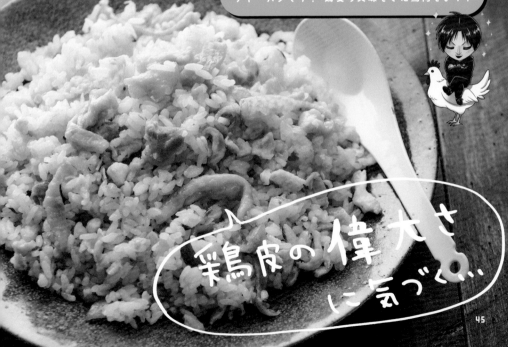

鶏皮の偉大さに気づく…

年越しは
これで決まり！

炊飯器でも作れる

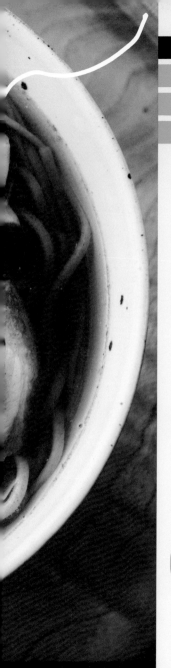

	1601kcal
たんぱく質	72.4g
脂質	34.3g
炭水化物	187.1g

食べすぎた
翌日にも
おすすめ!

バード
南蛮そば

- 鶏もも肉…200g
- 長ねぎ…1本
- しめじ…1パック
- だし汁（かつお）…800ml
- りんごジュース…300ml
- 醤油…50ml
- そば（乾麺）…200g

1 鶏もも肉の皮目を、魚焼きグリルなどで焼き色が付くまで焼く。長ねぎは斜め切りにし、しめじは石づきを取って小房に分ける。

2 鍋にだし汁、りんごジュース、醤油、鶏もも肉、長ねぎ、しめじの順に入れて火にかける。沸騰したらあくを取り、10分煮て、鶏肉を取り出し、食べやすい大きさに切る。

3 そばを茹で、水けを切って器に盛り、2の汁をかけ、鶏肉とその他の具材をのせる。

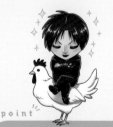

point

さっぱりヘルシーだけど
食べ応えがある逸品です!

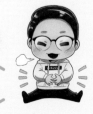

寒い日に食べたくなる!
だしがおいしさのポイントです!

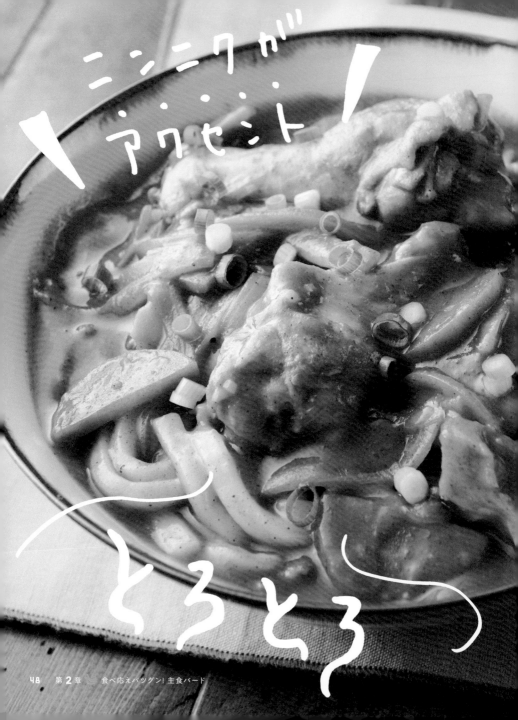

ニンニクが
アクセント

とろとろ

1300 kcal	
たんぱく質 |||| **34.6g**	
脂質 ||||||||||||| **44.3g**	
炭水化物 |||| **189.2g**	

手羽元のジューシーさが
カレーの旨味とベストマッチ！

バードカレーうどん

- 鶏手羽元…5本
- にんじん…1本
- 玉ねぎ…1個
- にんにく…1かけ
- しょうが…1かけ
- まいたけ…1パック
- だし汁（かつお）…800ml
- 醤油…50ml
- りんごジュース…100ml
- カレー粉…30g
- 薄力粉…50g
- バター…40g
- 冷凍うどん…400g

1 にんじんは皮をむいて半月切りに、玉ねぎは皮をむいて細切りにする。にんにくとしょうがはみじん切りにする。まいたけは小房に分ける。

2 フライパンを熱し、油をひかずに鶏手羽元を焼く。

3 鍋にだし汁、にんじん、玉ねぎ、しょうが、にんにく、まいたけ、鶏手羽元、醤油、りんごジュースを入れて火にかける。沸騰したらあくを取り、10分煮る。

4 フライパンにカレー粉と薄力粉を入れてから煎りする。バターを加えてよく混ぜ、ひとかたまりにまとめる。

5 煮込んだ**3**に**4**のルウを加えて溶かし、とろみがつくまで煮る。

6 冷凍うどんを電子レンジで加熱し、器に盛り**5**をかける。

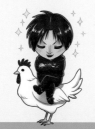

point

スパイスの効いた本格レシピ。バターが入っているのでマイルドです！

スパイスでこんなにも香りが変わるのかと驚きます！もちろんカレーそばでも合いますよ！

49

ダイエット中のトレーニングはどうすればいい？

\ ANSWER /

重量（強度）を変えずに続けましょう。

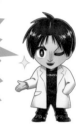

すでにジムに通っている人は、ダイエット前と同じ重量（強度）で行いましょう。あえて足すとすれば、有酸素運動くらいです。

ただ、ダイエット中はインターバルの回復力が低下するため、**「1セットめはいつもどおり、2セットめ以降は強度を変えずに回数を減らし、セット数を増やす」** といった進め方がおすすめです。

効率的に筋肉をつけるという意味では、ジムに通うことが最も簡単な方法です。とはいえ、「行ったことはあるが、長続きしなかった」という人も多いのではないでしょうか。

ジムに通うモチベーションを維持するコツは、**数値を記録すること**。僕は「どのマシンを何kgで何回やったか」をレコーディングシートに書き込み、次に来たときに見て「今日は前回を超えよう」とやる気に変えています。

また、**自分に合ったフォームを見つけることも大切です**。例えば、「お腹に力を入れる」といっても、人それぞれ感覚は違います。試行錯誤して自分なりの体の動かし方・負荷のかけ方がわかると、一気に楽しさが増しますよ。

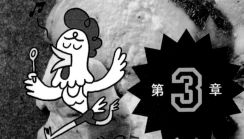

第 **3** 章

最強のご飯の相棒！

おかず
バード

むね肉、もも肉、
レバー、手羽元……
さまざまなバードの部位を味わえる
和食、洋食、中華、アジアンレシピを紹介！

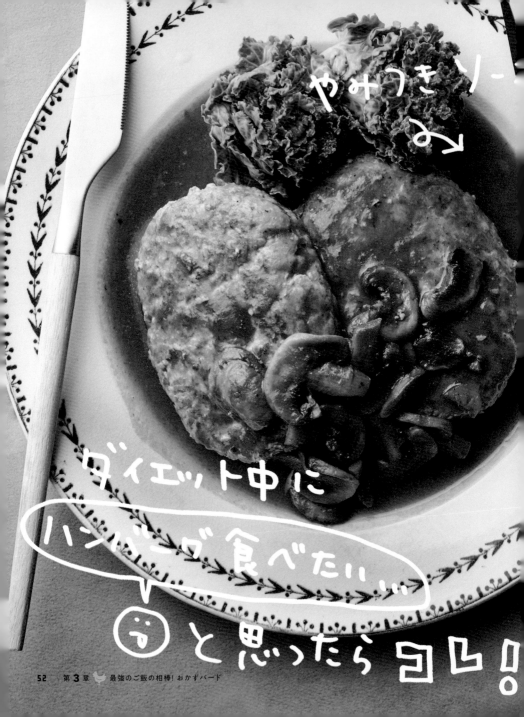

やみつきソー

↙

ダイエット中に

ハンバーグ食べたい…

☹と思ったらコレ！

855kcal

たんぱく質 ‖‖‖‖‖	**76.2g**
脂質 ‖‖‖‖‖‖‖‖‖‖‖	**35g**
炭水化物 ‖‖‖‖‖	**41.3g**

罪悪感ゼロで
肉肉しさを堪能せよ！

バードハンバーグ

- 鶏もも肉…150g
- 鶏むね肉…150g
- 玉ねぎ…1個
- 卵…1個
- マッシュルーム…1パック
- ケチャップ（シャイニーケチャップ推奨）…50g
- 赤ワイン…100ml
- トマトジュース…200ml
- ナツメグパウダー…少々
- 塩…5g
- こしょう…少々
- サラダ油…20g

1 鶏肉は皮を取り、大きめのぶつ切りにする。玉ねぎは皮をむき適当な大きさに切る。マッシュルームは薄切りにする。

2 鶏肉と卵、玉ねぎ、ナツメグパウダー、塩、こしょうをフードプロセッサーに入れて粗いみじん切りにする。4等分して小判形に成形する。

3 フライパンにサラダ油を熱し、**2**を入れて表面に焼き色が付くまで強火で両面焼く。取り出したら、フライパンに残った油でマッシュルームを炒め、ケチャップと赤ワイン、トマトジュースを加えて酸味とアルコールを飛ばしながら煮詰める。

4 ジッパー付き保存袋にハンバーグとソースを入れて、低温調理器で60℃で1時間加熱する。

point

バードを使ったヘルシーな
煮込みハンバーグです！

バードならではの、
くどくないお肉が嬉しいです！

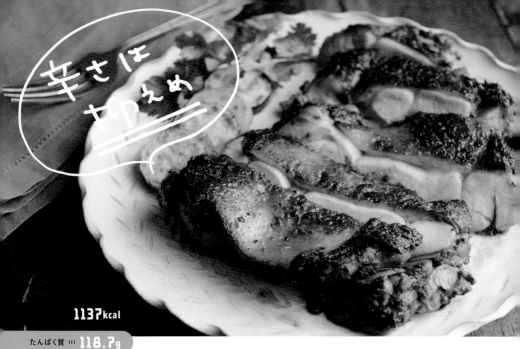

幸さは
抑えめ

1137kcal

たんぱく質 ⑪	**118.7g**
脂質 ⑪⑪⑪⑪⑪	**58.6g**
炭水化物 ⑪⑪⑪	**23.2g**

皮のカリッパリッ感とぷりぷりバードがたまらん!

タンドリーバード

- 鶏もも肉…600g
- カレー粉…30g
- チリパウダー…小さじ1
- おろしにんにく(チューブ)
  …小さじ1
- おろししょうが(チューブ)
  …小さじ1
- プレーンヨーグルト(無糖)…50g
- 塩…8g
- サラダ油…30g

1 カレー粉とチリパウダーを
フライパンでから煎りする。サラダ油を加えて
さらに炒めて、なじんだら冷ます。

2 ジッパー付き保存袋にヨーグルト、にんにく、
しょうが、塩、1のスパイスを入れてよく混ぜ、
鶏もも肉を入れて冷蔵庫で2時間漬ける。

3 2の肉の漬けだれを軽くふき取り、フライパン
で焼く。焼き色が付いたら裏返し、
ふたをして弱火で3分焼いて
火を通す。

point

スパイスで作る本格ジューシーな
バード料理!

1382kcal	
たんぱく質	117.4g
脂質	89.7g
炭水化物	14.5g

- 鶏むね肉…600g

Ⓐ

- ゆず…1個
- 醤油…150ml
- りんごジュース …100ml
- サラダ油 …20g

ゆずの香りが爽やか！和テイストな焼きバード。

バードの幽庵焼き

1 鶏むね肉は観音開きにする。ゆずは輪切りにする。

2 ジッパー付き保存袋に鶏むね肉と**A**の材料を入れて50分間冷蔵庫で漬ける。そのまま低温調理器で63℃で1時間加熱する。

3 鶏むね肉を取り出し水けをふき取り、フライパンにサラダ油を熱して表面だけ焼く。

point

あっさりしたゆずで香り付けした低温調理メニュー。減量に最適です！

柑橘でさっぱり

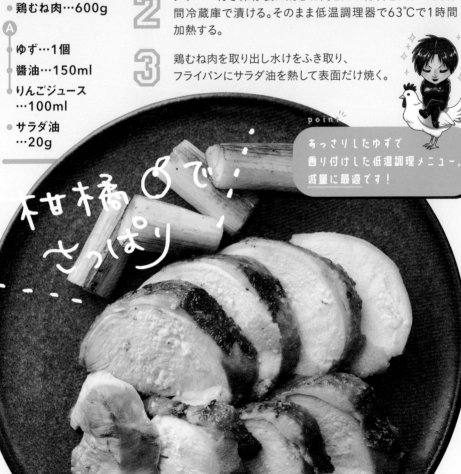

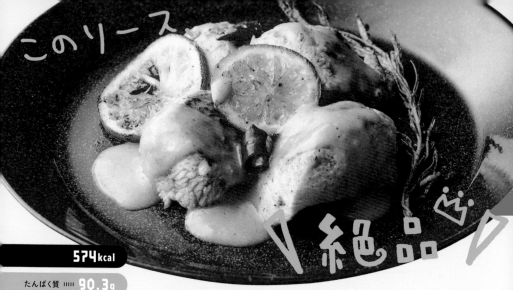

このリース...

絶品

574kcal

たんぱく質 ┅┅ **90.3g**

脂質 ┅┅┅┅┅ **16.2g**

炭水化物 ┅┅┅ **10.9g**

ライムと赤唐辛子が神アクセント！

スパイシーバード

- 鶏むね肉…400g

Ⓐ
- おろししょうが (チューブ)…小さじ1
- おろしにんにく (チューブ)…小さじ1
- コリアンダーパウダー…4g
- ナツメグパウダー…3g
- ローズマリー…1枝
- 赤唐辛子…1本
- 酒…100ml
- 塩…5g
- ライム…1／2個
- サラダ油…10g
- 薄力粉…10g

1 鶏むね肉は皮を取り、大き目のそぎ切りにする。ライムは2〜3枚輪切りにし、残りを絞ってライム汁を作る。赤唐辛子は手でちぎる。

2 ボウルに、1の鶏肉とライム汁、Ⓐの材料を入れてよく混ぜ、冷蔵庫で2時間漬ける。

3 フライパンにサラダ油を熱し、鶏肉とスライスライムを広げて焼く。鶏肉の表面が焼けたら裏返し、ふたをしてさらに弱火で3分焼いて肉に火が通ったら取り出す。ボウルに残った漬け汁をフライパンに入れて火にかけ、薄力粉を加えてとろみをつける。

4 鶏肉を器に盛り、3のソースをかける。

point
バードに合うスパイスと
ライムの酸味が効いた逸品！

987kcal

たんぱく質 ||||||||||	**66g**
脂質 ||||||||||	**66.3g**
炭水化物 ||||||||	**25.1g**

信州地方の郷土料理をシャイニーアレンジ！

スパイシー山賊焼き

- 鶏手羽元…6本

Ⓐ

- りんごジュース…200ml
- 醤油…100ml
- おろししょうが（チューブ）…小さじ1
- 粉山椒…3g
- サラダ油…20g

1 ジッパー付き保存袋に鶏手羽元とⒶの材料をすべて入れて、冷蔵庫で50分間漬ける。

2 **1**の袋のまま低温調理器で、70℃で1時間加熱する。

3 鶏手羽元を取り出して水けをふき取り、フライパンでサラダ油を熱して表面だけ焼く。

point

山椒がピリッと効いた食欲増進メニュー！

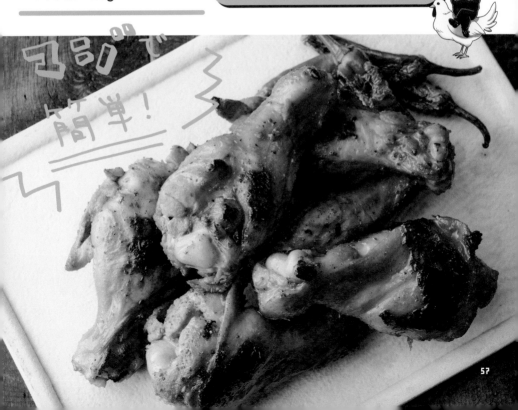

コンロで簡単！

57

〟根菜 たっぷり〟

ソースが牛丼級

1421kcal

たんぱく質 ▮▮▮▮ **64.3g**

脂質 ▮▮▮▮▮▮▮▮▮▮▮ **73.5g**

炭水化物 ▮▮▮▮ **124.2g**

単品でも、ご飯のおかずにも！
絶品ダイエット野菜レシピ。

バード炒め

- 鶏もも肉…300g
- じゃがいも…4個
- にんじん…1/2本
- ブロッコリー…1/4個
- マッシュルーム…1パック
- 玉ねぎ…1個
- にんにく…1かけ
- しょうが…5g
- 醤油…50ml
- 酢…30ml
- 赤唐辛子…1本
- サラダ油…30g

1 じゃがいもとにんじんはよく洗って皮付きのまま大き目のひと口大に切る。シリコンスチーマーに入れて水大さじ1（分量外）を加え、電子レンジで加熱する（700Wで10分）。

2 鶏もも肉は大きめのひと口大に切る。ブロッコリーは小房に分け、マッシュルームは縦に半分に切る。玉ねぎとにんにくは皮をむき、適当な大きさに切る。

3 ミキサーに玉ねぎとにんにく、しょうが、醤油、酢を入れて玉ねぎが細かくなるまで混ぜる。

4 フライパンにサラダ油を熱し、鶏もも肉とブロッコリー、マッシュルーム、赤唐辛子を炒める。鶏肉の色が変わったら1のじゃがいもとにんじんを加え、全体に焼き色が付くまで炒める。

5 3を加えて、水分を飛ばしながらさらに炒め全体になじませる。

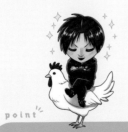

point

野菜をふんだんに使った炒め物！
微量栄養素が豊富なので
体調が整います。

ごろごろ野菜ともも肉で
しっかりした食べ応え！
すった香味野菜とお酢の
香りが最高です！

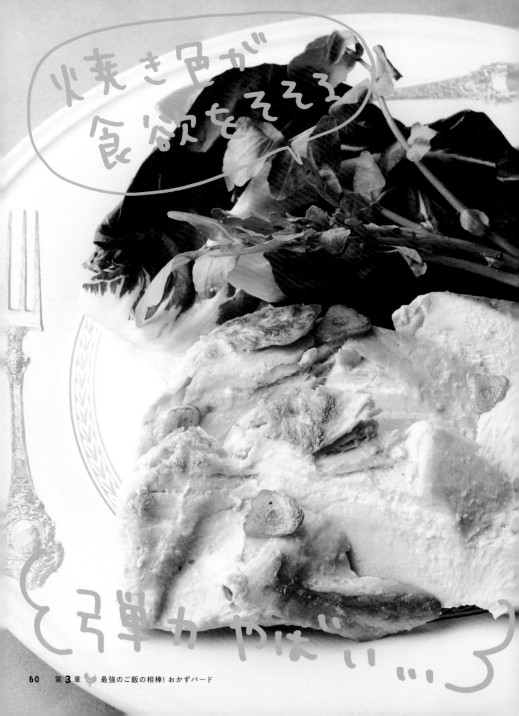

焼き色が
食欲をそそる

弾力がはんぱい…♪

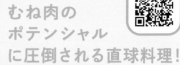

1713kcal

たんぱく質	117.6g
脂質	129.8g
炭水化物	3g

むね肉の
ポテンシャル
に圧倒される直球料理！

バード
ステーキ

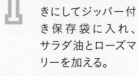

- 鶏むね肉
  …600g
- ローズマリー
  …1枝
- にんにく…1かけ
- 塩…5g
- こしょう…少々
- サラダ油…30g
- オリーブオイル
  …30g

1 鶏むね肉を観音開きにしてジッパー付き保存袋に入れ、サラダ油とローズマリーを加える。

2 低温調理器で62℃で1時間加熱したら取り出し、水けをしっかりとふき取る。

3 フライパンにオリーブオイルと薄切りにしたにんにくを入れて弱火にかけ、香りがたったら中火にして鶏むね肉を皮目を下にして入れる。塩とこしょうで調味しながら表面だけ焼く。

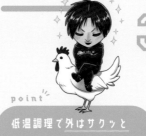

point

低温調理で外はサクッと
中はふわっと仕上げます！

むね肉とは思えないほど柔らかく
ジューシーな仕上がり！噛めば噛むほど
バードの旨味があふれます！

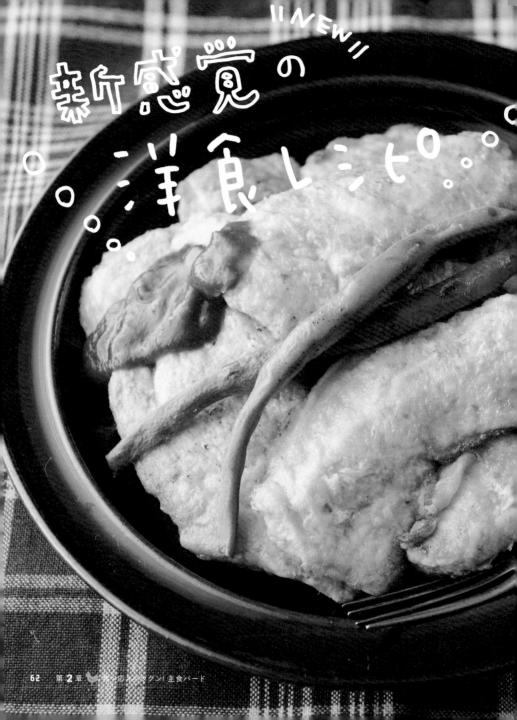

新感覚の
"NEW"
洋食レシピ

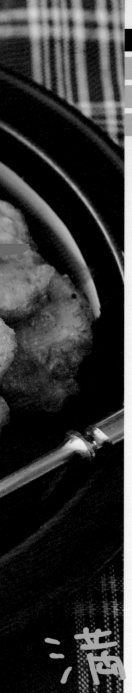

1148 kcal	
たんぱく質	**150.7g**
脂質	**46g**
炭水化物	**21.1g**

バードが親子で
旨味のファンファーレ！

バードピカタ

材料

- 鶏むね肉…600g
- 卵…2個
- いんげん…4本
- 薄力粉…適量
- 塩…5g
- こしょう…少々
- バター…30g
- ケチャップ
  （シャイニーケチャップ推奨）
  …40g

1 鶏むね肉は皮を取って薄切りにし、塩とこしょうをふり薄力粉をまぶす。卵は溶いておく。

2 フライパンにバターを入れて火にかけ、バターが溶けたら鶏むね肉を溶き卵にくぐらせながら焼いていく。

3 片面が焼けたら裏返し、すき間にいんげんを並べて焼く。ふたをして弱火で3分焼いたら器に盛り、ケチャップをかける。

point

卵とバターのコクがたまらない
高たんぱくなレシピです！

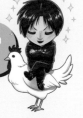

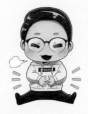

バターで焼いた小麦粉と卵の香りは驚き！
自宅で高級洋食レストランの味を再現できます！

満足度 100%

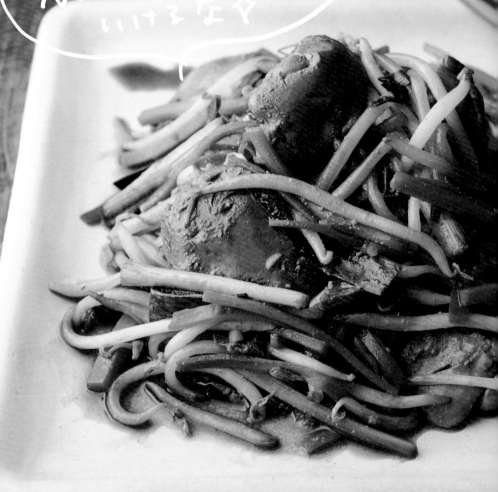

タレ01滴で
ご飯一杯
いけるな♡

929kcal

たんぱく質	**69.3g**
脂質	**57.7g**
炭水化物	**29.7g**

白い悪魔との融合召喚で
空腹の胃袋にダイレクトアタック!

レバニラ

- 鶏レバー…300g
- もやし…1パック
- にんじん…1/3本
- にら…1/3束
- にんにく…2かけ
- しょうが…10g
- 醤油…30ml
- りんごジュース…25ml
- 塩…少々
- 牛乳…200ml
- ごま油…40g

1 鶏レバーはひと口大に切り、軽く塩をふり、牛乳に3分間漬けて臭みを取る。にんじんは細切りにして、にらは6cm長さに切る。にんにくとしょうがはみじん切りにする。

2 鶏レバーの水けを切って、ごま油30gとともにジッパー付き保存袋に入れる。低温調理器で65℃で1時間加熱する。

3 フライパンにごま油10gを強火で熱し、もやしとにんじん、にら、にんにく、しょうがを炒める。醤油とりんごジュースを加えて水分を飛ばしながらさらに炒め、**2**を加えてさっと混ぜたら火を止める。

point

バイタリティを
上げるのに
おすすめのメニュー!

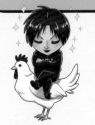

鶏レバーのワイルドながら
しつこくない味わいと、
にらのシャキシャキ感が
クセになります!

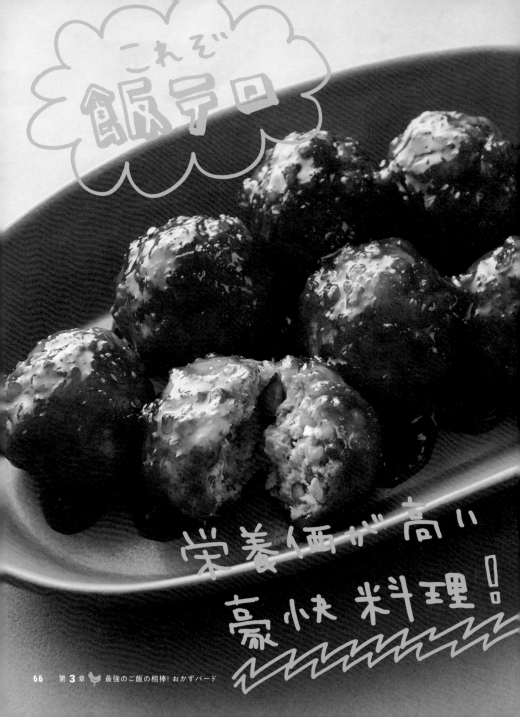

これで
飯テロ

栄養価が高い
豪快料理!

1077kcal	
たんぱく質	144g
脂質	26.5g
炭水化物	61.6g

隠し味に納豆を入れることで
より柔らかく、ジューシーに！

バード爆弾

- 鶏むね肉…600g
- 赤パプリカ…1個
- しょうが…1かけ
- 長ねぎ…1本
- 納豆…1パック
- 片栗粉…20g
- 薄力粉…適量
- サラダ油…適量

A
- 玉ねぎ…1／2個
- しょうが…1かけ
- りんごジュース…200ml
- 醤油…50ml
- 水溶き片栗粉…適量

1 鶏むね肉は大きめのぶつ切りにする。パプリカはへたと種を取り、適当な大きさに切る。長ねぎはぶつ切りにする。玉ねぎは皮をむき、適当な大きさに切る。

2 鶏むね肉とパプリカ、長ねぎ、しょうがをフードプロセッサーに入れてみじん切りにする。ボウルに取り出し、納豆と片栗粉を加えてよく混ぜる。8等分して団子状に成形し、薄力粉をまぶして180℃の油で揚げる。

3 Aをミキサーでなめらかになるまで混ぜ、鍋に移して2／3量になるまで煮詰める。水溶き片栗粉でとろみをつけて**2**に絡める。

point

高たんぱくで、旨味たっぷりなミートボール！ バードと野菜と納豆を使って肉団子を作り、豪快に揚げています！

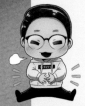

肉肉しさ満点！トロトロのあんかけもやみつきになります！バルク飯としてもおすすめ！

皮は⚡パリパリ⚡
中は（肉感）たっぷり！

たんぱく質 |||||| **89.9g**

脂質 |||||||||||||| **40.7g**

炭水化物 |||||| **184.5g**

皮作りから行う
羽根付きの本格カレー餃子!

ヘルシーバード餃子

- 鶏むね肉…300g
- にんじん…1/3本
- 玉ねぎ…1個
- にんにく…1かけ
- しょうが…1かけ
- 塩…5g
- カレー粉…20g

皮
- 薄力粉…150g
- 強力粉…50g
- お湯…100ml
- サラダ油…30g
- 水…500ml
- 水溶き片栗粉
  …片栗粉10g、水100ml

1 薄力粉と強力粉をボウルに合わせ、お湯を加えて素早く混ぜ、よくこねたら一つにまとめてポリ袋に入れて30分間寝かせる。24等分して丸めたものを麺棒でのばし、餃子の皮を作る。

2 鶏むね肉はぶつ切りにする。にんじんと玉ねぎは皮をむき、適当な大きさに切る。にんにくは皮をむく。

3 鶏むね肉とにんじん、玉ねぎ、にんにく、しょうが、塩、カレー粉をフードプロセッサーでみじん切りにする。

4 3を24等分して一つずつ1の皮で包み、ふちに水を塗ってとじる。

5 フライパンにサラダ油と水を入れ、餃子を並べてからふたをして火にかける。沸騰したら3分蒸し焼きにし、ふたを外して水分を飛ばす。パリパリと焼ける音がしてきたら水溶き片栗粉を加え、羽根を作る。フライパンに皿をかぶせて、フライパンごと返して盛る。

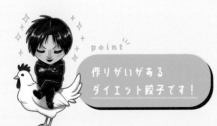

point
作りがいがある
ダイエット餃子です!

もちもちの自家製皮と
さっぱりな肉感が
味わえます!

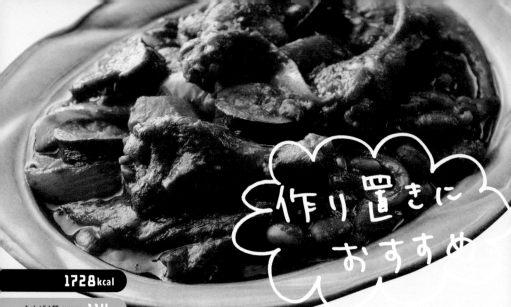

作り置きに
おすすめ

1728kcal

たんぱく質 ⅢⅢⅢ **114g**

脂質 ⅢⅢⅢⅢ **96.8g**

炭水化物 ⅢⅢ **103.7g**

ごろごろ野菜と手羽元の最強コラボ!

骨付きバードのトマト煮

- 鶏手羽元…6本
- 玉ねぎ…1個
- にんじん…2/3本
- 大豆(水煮)…200g
- にんにく…2かけ
- なす…1本
- ズッキーニ…1本
- 黄パプリカ…1個
- トマトジュース…900ml
- ブーケガルニ(袋入りタイプ)…1包
- 塩…10g
- こしょう…少々
- 薄力粉…適量
- サラダ油…30g

1 鶏手羽元に塩とこしょう(分量外)をふり、薄力粉をまぶす。玉ねぎはくし形切りにし、にんじんは乱切りにする。なすとズッキーニは輪切りにして、パプリカは種を取って縦に2cm幅に切る。にんにくはみじん切りにし、大豆は水けを切っておく。

2 フライパンにサラダ油を熱し、鶏手羽元を焼く。表面の色が変わったら、野菜を加えて全体に焼き色が付くまで炒める。

3 トマトジュースを入れて、大豆とブーケガルニ、塩、こしょうを加えて、1/3量になるまで煮詰める。

point

パンにもご飯にも合うマルチなたんぱく飯です!

栄養バランスに優れた王道バードレシピ！
手羽元の甘酢煮込み

1755kcal

たんぱく質 |||| **118.1g**

脂質 ||||||||||| **108g**

炭水化物 |||||||| **71.8g**

- 鶏手羽元
  …10本
- じゃがいも…1個
- にんじん…1本
- 玉ねぎ
  …1/2個
- 赤パプリカ
  …1/2個
- エリンギ
  …1パック

A
- 醤油…80ml
- りんごジュース
  …100ml
- 酢…30ml
- 玉ねぎ…1/2個
- しょうが…1かけ
- にんにく…1かけ
- 片栗粉…適量
- サラダ油…30g

point

夕食にもってこいの一品です。
これ嫌いな人いる〜？

1 じゃがいも、にんじん、玉ねぎは、皮をむいて食べやすい大きさに切る。シリコンスチーマーに入れて電子レンジで加熱する(700Wで10分)。

2 パプリカは種を取って乱切りにし、エリンギは縦に2等分してから手で割いておく。鶏手羽元に片栗粉をまぶす。

3 Aの玉ねぎとにんにくは皮をむいて、玉ねぎは適当な大きさに切る。Aの材料をミキサーに入れて玉ねぎが細かくなるまで混ぜる。

4 フライパンにサラダ油を熱し、鶏手羽元を焼く。表面の色が変わったらパプリカとエリンギを加えて炒める。全体がなじんだら**1**の野菜と**3**を加えて軽く水分を飛ばす。

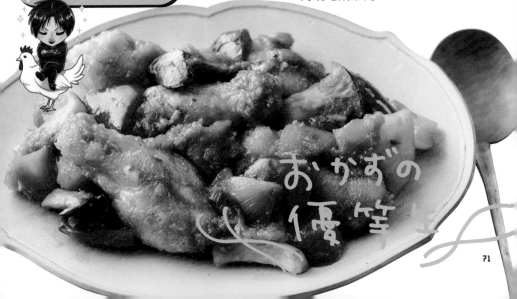

おかずの
優等生

ダイエット中にはチートデイをつくるべき？

＼ A N S W E R ／

基本的には
おすすめできません。

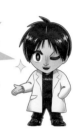

チートデイとは、cheat（騙す）という言葉の通り、ダイエット中に食事制限をなくし、好きなものを好きなだけ食べてもいい日のこと。ダイエット中は熱代謝が落ちるので、薪をくべて火の勢いを取り戻すイメージです。

自己抑制ができる人で、チートデイを設けて「明日も頑張ろう」と精神の安定を保てるのならいいかもしれません。
しかし多くの場合、過度な節制の後はどうしても食べすぎてしまいます。そしてチートは「麻薬」のようなものなので、1回やるとその快感を忘れられなくなってしまいます。「次のチートデイはいつだろう？」と頭から離れなくなってしまうのです。

僕らは2人とも過食をしたことがあります。その経験から、「チートデイは設けないほうがいい」と考えています。

第4章

飲みすぎ注意！

おつまみ

バード

いくらダイエットとはいえ、
日常的にお酒を飲んでいる人にとって
断酒するのは難しいかもしれません。
お酒の怖いところは食べすぎてしまうところ。
量を抑えて飲むようにし、楽しい晩酌時間を過ごしましょう！

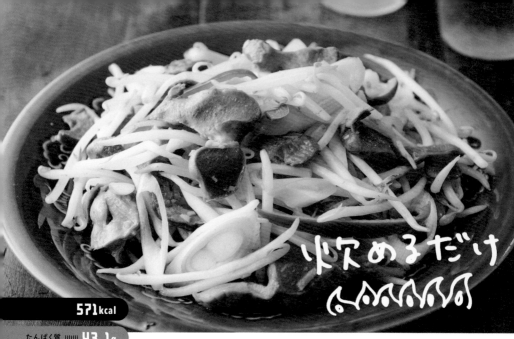

炒めるだけ

571kcal

たんぱく質	**43.1g**
脂質	**37.9g**
炭水化物	**15.3g**

白いりごまとレモン汁があうんの呼吸で食欲を刺激!

砂肝炒め

- 鶏砂肝…200g
- ピーマン…1/2個
- もやし…1パック
- 長ねぎ…1/2本
- にんにく…1かけ
- しょうが…1かけ
- 塩…8g
- こしょう…少々
- 白いりごま…適量
- レモン汁…20ml
- サラダ油…30g

1 鶏砂肝はスライスする。ピーマンは種を取り細切りにし、長ねぎは斜め薄切りにする。にんにくとしょうがはみじん切りにする。

2 フライパンにサラダ油を熱し、砂肝とにんにく、しょうがを炒める。ピーマンともやし、長ねぎを加えて、塩とこしょうで調味する。

3 器に盛って、白いりごまとレモン汁をかける。

point

意外と低脂肪・高たんぱくな砂肝を使った野菜炒め!

623kcal	
たんぱく質 ‖‖‖ **40.6g**	
脂質 ‖‖‖‖‖‖‖‖‖ **24.3g**	
炭水化物 ‖‖‖‖‖ **62.2g**	

砂肝の柔らかさ、
コリコリした食感がたまらん！

砂肝の甘辛煮

- ● 鶏砂肝…200g
- ● 大根…1／4本
- ● れんこん…1／2節
- ● こんにゃく…40g
- ● しょうが…1かけ
- ● 醤油…150ml

- ● りんごジュース …250ml
- ● 酢…20g
- ● サラダ油 …20g

point

煮込みに合う根菜などを使って
シンプル煮込んた砂肝は
クセになります！

1 砂肝は食べやすい大きさに切り、大根は皮をむいて1cm厚さのいちょう切りにする。れんこんは皮をむき、1cmの厚さに切って水にさらす。こんにゃくはスプーンでひと口大に切り、下ゆでする。しょうがはせん切りにする。

2 フライパンにサラダ油を熱し、砂肝としょうがを炒める。大根とれんこん、こんにゃくを加えて、水分を飛ばしながらさらに炒める。

3 醤油とりんごジュース、酢を入れてふたをし、弱火で40分煮る。煮えたら常温で冷ます（夏場は鍋ごと氷水などに当てて冷やし、冷蔵庫に入れる）。

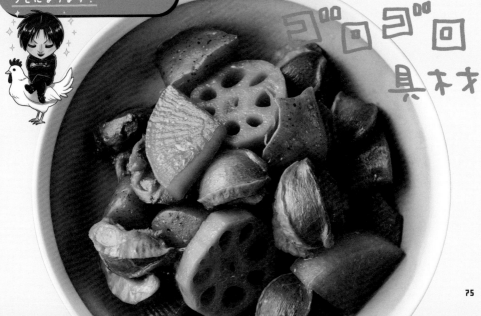

ゴロゴロ具材

クリスマス🎄に🩷
🩷つくりたい

🩷彼女が
たしをおす🫰

1900kcal	
たんぱく質 ▬▬ **103.9g**	
脂質 ▬▬▬ **108.9g**	
炭水化物 ▬▬▬ **33.4g**	

自宅デートに使える
男のモテ料理 ❶

バードの
赤ワイン煮込み

- 鶏もも肉…600g
- 玉ねぎ…1個
- にんじん…1/2本
- にんにく…1かけ
- マッシュルーム
  …1パック
- バター…30g
- 赤ワイン…500ml
- 塩…5g
- こしょう…少々
- 薄力粉…適量

1 鶏もも肉は塩とこしょうをふり、薄力粉を薄くまぶす。にんじんは皮をむいて薄い半月切りにし、玉ねぎとにんにくは皮をむいて薄切りにする。マッシュルームは薄切りにする。

2 フライパンにバターを入れて火にかけ、溶けたら鶏もも肉を皮目から焼く。表面がパリッとしたら裏返し、すき間に野菜とマッシュルームを入れて焼き色が付くまで炒める。

3 赤ワインを加えてふたをし、弱火で20分煮る。ふたを取り水分を飛ばし、全体にとろみがついたら火を止める。

point
「おしゃれなディナーにもたんぱく質を」
と考案したおせっかい料理！

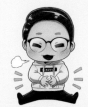

ひと手間で本格洋食店の味に！
ほろほろの柔らかいバードにマッシュルームとにんにくが味の決め手！

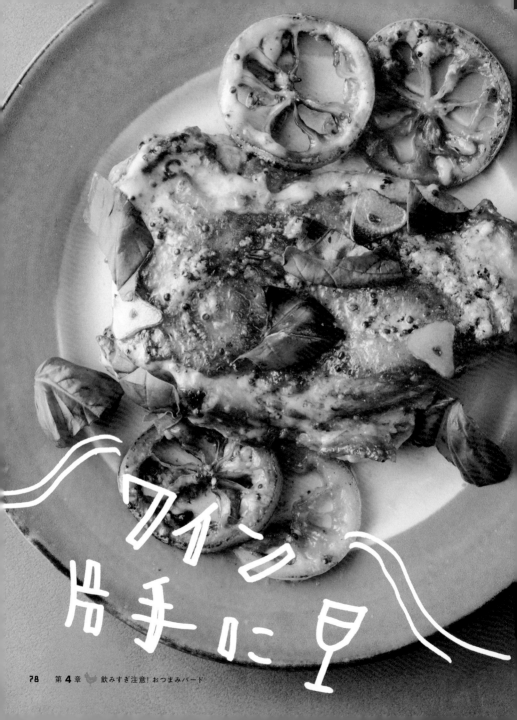

ワイン片手に

1826kcal	
たんぱく質 **100.1g**	
脂質 **148.1g**	
炭水化物 **8.5g**	

高級フレンチの味を簡単再現!
男のモテ料理 ②

バードの
レモンマスタード
グリル

- 鶏もも肉…600g
- にんにく…1かけ
- レモン…1/2個
- マヨネーズ（全卵マヨネーズ推奨）…40g
- 粒マスタード…小さじ4
- 薄力粉…適量
- 塩…5g
- こしょう…少々
- 水…50ml
- オリーブオイル…30g
- バジル…適量

1 鶏もも肉は塩とこしょうをふって薄力粉をまぶす。にんにくは薄切りにして、レモンは輪切りにする。

2 フライパンにオリーブオイルを熱し、にんにくとレモンを入れて、鶏もも肉を皮目から焼く。鶏肉に焼き色が付いたら裏返し、水を加えてふたをして、弱火で3分蒸し焼きにする。

3 ふたを取って水分を飛ばしたら、火を消してマヨネーズと粒マスタードを加え、全体に和える。器に盛り、ちぎったバジルをのせる。

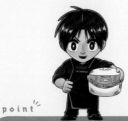

レモン×マヨネーズ×
粒マスタードの組み合わせは
神！もも肉の旨味が
際立ちます！

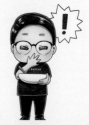

point

ジューシーなもも肉を使いながらも、
レモンでさっぱり仕上げた
シンプル料理！

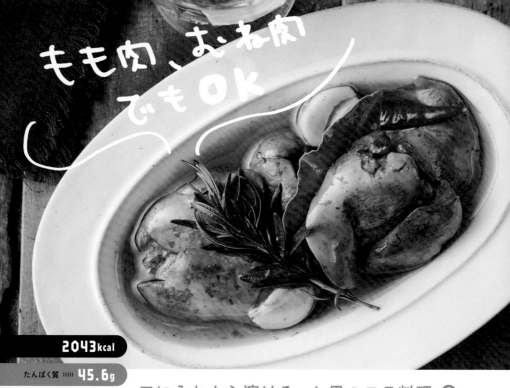

もも肉、むね肉でもOK

2043kcal

たんぱく質 ‖‖‖	**45.6g**
脂質 ‖‖‖‖‖‖	**194.4g**
炭水化物 ‖‖‖‖‖	**15.9g**

口に入れたら溶ける〜！ 男のモテ料理 ❸

レバーのコンフィ

- 鶏レバー
  …200g
- にんにく
  …2かけ
- ローリエ…2枚
- ローズマリー
  …1枝
- 赤唐辛子
  …1本

- ハーブソルト
  …小さじ1／2
- ブラックペッパー
  (ホール)…20粒
- オリーブオイル
  …200ml
- 牛乳…適量

1 鶏レバーは牛乳に漬けて、軽くもんで臭みを取る。にんにくは皮をむき軽くつぶす。

2 ジッパー付き保存袋に、牛乳をふき取った鶏レバーと、その他の材料をすべて入れる。低温調理器で70℃で1時間半加熱する。

point

レバーを低温調理するとぷりぷりに仕上がります。驚きの食感を体感してください！

	891kcal
たんぱく質 ┈┈	**48.5g**
脂質 ┈┈┈┈┈	**50.6g**
炭水化物 ┈┈	**53.4g**

食べ始めたら止まらないやみつきバード！

シャイニーウィング

- ●鶏手羽先…5本
- ●醤油…30ml
- ●りんごジュース…120ml
- ●白いりごま…適量
- ●細ねぎ…1本
- ●薄力粉…適量
- ●サラダ油…適量

1 鶏手羽先に薄力粉をまぶし、180℃に熱したサラダ油で揚げて油を切る。

2 フライパンに醤油とりんごジュースを合わせて、1/3量になるまで煮詰める。

3 **1**の手羽先を**2**のフライパンに入れてからめ、小口切りにした細ねぎと白いりごまをかける。

point
揚げた手羽先を甘辛く味付けした万人受けする料理です！

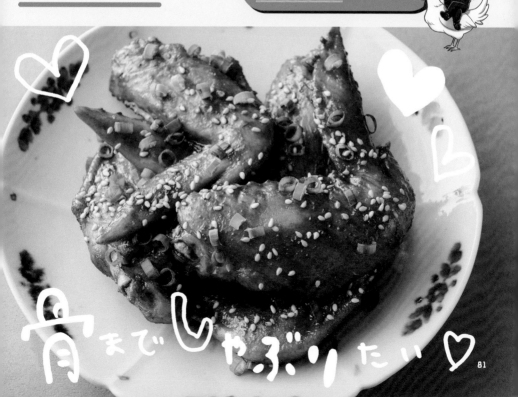

骨までしゃぶりたい♡

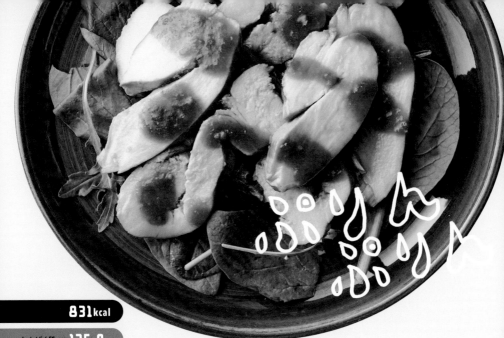

831kcal

たんぱく質 ⊪⊪ **135.8g**

脂質 ⊪⊪⊪⊪⊪⊪⊪⊪⊪ **9.5g**

炭水化物 ⊪⊪⊪⊪ **47.2g**

このおいしさを知ったら、他の鶏ハムは食べられない!

バードハム

- 鶏むね肉…600g

Ⓐ

- 玉ねぎ…1／2個
- しょうが…1かけ
- にんにく…1かけ
- りんごジュース …300ml
- 醤油…120ml
- 水溶き片栗粉 …適量

1 鶏むね肉は観音開きにする。玉ねぎと
にんにくは皮をむき、玉ねぎは適当な大きさに切る。

2 Aの材料をミキサーに入れてなめらかになるまで混ぜる。
ジッパー付き保存袋に入れて、鶏むね肉を漬けて冷蔵庫
で半日おく。

3 鶏むね肉を取り出し新しい袋に入れ(残った漬け汁は捨てな
い)、低温調理器で63℃で45分加熱する。

4 3で残った漬け汁をフライパンで熱し、
水溶き片栗粉でとろみをつけてソースを作る。
3をスライスしたものを器に盛ってソースをかける。

point

醤油で甘辛く味付けをした低温調理ハムです。
お弁当にもおすすめ!

お弁当や作り置きでも活躍するオールラウンダー！

バードの梅しそ巻き

1 鶏むね肉は皮を取り何ヶ所か切れ目を入れて薄く開き、上下をラップではさんで麺棒でたたき厚さを均一にする。

2 別のラップに**1**を広げ（複数枚ある場合は、端を1cm重ねるようにする）、大葉を並べて梅肉を塗り、白いりごまをふる。手前からふんわりと巻いて両端をねじってとめる。

3 ジッパー付き保存袋に入れて、低温調理器で63℃で1時間半加熱する。

4 水けを切って粗熱を取り、冷蔵庫で冷やす。2cmの厚さにスライスする。

- 鶏むね肉…300g
- 梅肉…30g
- 大葉…4枚
- 白いりごま…適量

point

梅と大葉の香りを
感じるあっさりした
味付けが特徴。
見た目もきれいな
逸品です！

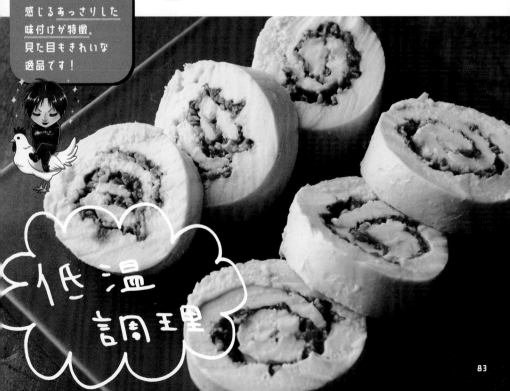

低温
調理

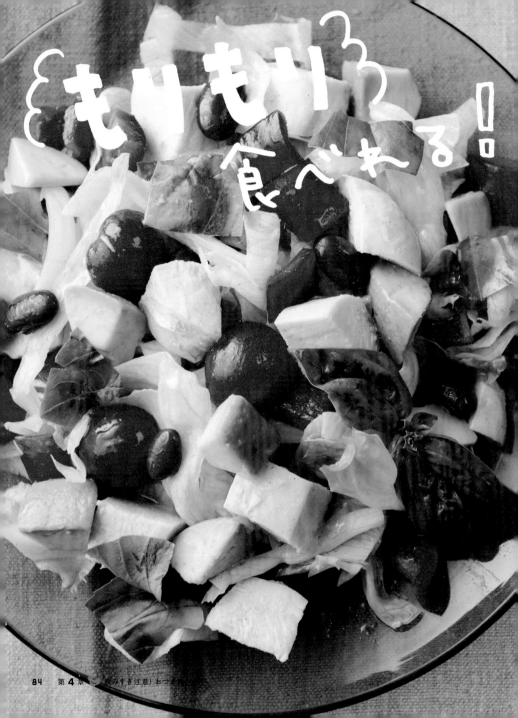

もりもり食べれる！

838kcal	
たんぱく質	**74.1g**
脂質	**48.3g**
炭水化物	**24.7g**

1937年ハリウッドで生まれた
「コブサラダ」をアレンジ!

バードコブサラダ

- 鶏むね肉…300g
- アボカド…1/2個
- レタス…1/4個
- 赤パプリカ…1個
- ミニトマト…4個
- レッドキドニービーンズ
  （水煮）
  …40g

Ⓐ

- エクストラバージン
  オリーブオイル…30g
- 酢…20g
- 塩…5g
- こしょう…少々
- バジル…4枚

1 鶏むね肉は塩少々（分量外）をふり、ジッパー付き保存袋に入れて低温調理器で63℃で45分加熱する。

2 アボカドとパプリカは、種を取って2cm角に切る。ミニトマトは半分に切り、レタスは1cm幅に切る。レッドキドニービーンズは水けを切る。

3 **1**の水けをしっかりとふき取り、ひと口大に切って**2**とボウルに入れ、冷蔵庫で冷やす。

4 **Ａ**の材料を合わせてドレッシングを作り、**3**に入れて和える。器に盛ってバジルをのせる。

point

彩りの良い野菜を
ふんだんに使った
低脂肪・高たんぱくな
料理です!

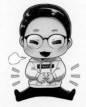

前菜にもってこいの甘酸っぱい味付け!
豆とアボカドで健康的においしいサラダ!

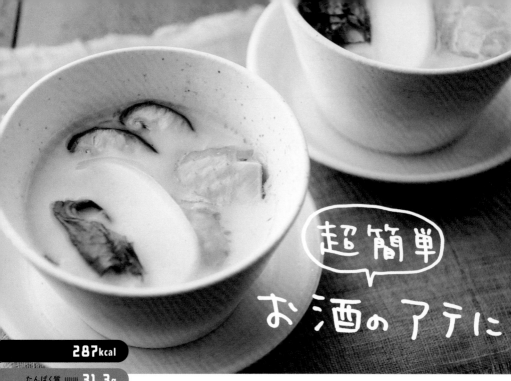

超簡単

お酒のアテに

287kcal

たんぱく質	31.3g
脂質	15.4g
炭水化物	3.8g

小腹が空いたときに！ レンジで作る懐かしの味。

レンチン茶碗蒸し

- 鶏もも肉…70g
- しいたけ…2枚
- ほうれん草…10g
- かまぼこ…薄切り2枚
- 卵…2個
- 水…300ml
- 醤油…10g

1 鶏もも肉は小さめのひと口大に切る。しいたけは軸を取り、薄切りにする。ほうれん草は1cm幅に切る。かまぼこは半分に切る。

2 卵を溶いて水と醤油を加え、茶こしでこして卵液を作る。具を4等分して器に入れ、卵液を静かに注ぐ。

3 ふんわりとラップをして電子レンジで加熱する（200Wもしくは解凍モードで20分）。固まり具合を見ながら加熱時間を調節する。

point

レンジを使うと簡単にできちゃうアイデア料理！

508 kcal

たんぱく質 ‖‖‖ **80.3g**

脂質 ‖‖‖‖‖‖‖‖‖‖ **4.7g**

炭水化物 ‖‖‖‖‖ **32.8g**

- 鶏むね肉…300g
- 卵白…2個分
- やまといも…120g
- 塩…3g
- 醤油、酢…各適量

ふわふわで白身魚のような味!

バードはんぺん

1 卵白と、皮をむき適当な大きさに切ったやまといも、塩をミキサーでなめらかになるまで混ぜる。

2 鶏むね肉を小さく切り、**1**に加えてミキサーでペースト状にする。

3 **2**を4等分にして握りこぶし程度の大きさに丸め、クッキングシートを敷いた蒸し器で30分蒸す。お好みで酢醤油をつける。

point

むね肉を究極に柔らかく食べるならこれ! 誰でも食べやすい高たんぱくの料理です。

味は 中華風

87

ダイエット中の「果物」と「飲み物」について
アドバイスください！

\ A N S W E R /

「果物より野菜」、
「飲み物は
糖分に注意」！

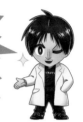

果物の中でも、りんごやみかんなどはほぼ水分なのでいいと思います。ただ、**食べすぎはNG**です。目安として、ダイエット期間中にりんごを食べるなら、女性なら4分の1個、鍛えている男性なら2分の1個程度に抑えたほうがいいでしょう。

もしビタミンを摂りたいなら、果物よりも野菜のほうが糖質は少ないのでおすすめです。 例えばりんごの代わりに、にんじんを食べることで重要な栄養素を摂取でき、かつカロリーも少なく済みます。ブロッコリーやほうれん草もカロリーが低く、ビタミンを豊富に摂取できます。

飲み物は、人工甘味料や液糖が入っていないものであれば、基本的には何を飲んでも大丈夫です。 ちなみに「筋トレ前にコーヒーを飲むといい」と言われたりします。カフェインは疲れや眠気を抑える覚醒作用があるため、トレーニング時にさらに覚醒をしたい人の中には、コーヒーを飲む人が一部いるようです。ただ、そもそもやる気がない人がコーヒーを飲んだからといってやる気が出るわけではありません。効果があったとしても微々たるものだと思います。

第 5 章

普通のレシピにはない

満腹感！

スープ

バード

スープと聞くと「ヘルシー」「物足りない」
といったイメージがありますが、
そんな常識を覆す、
簡単でガッツリ食べられるレシピを考案しました！

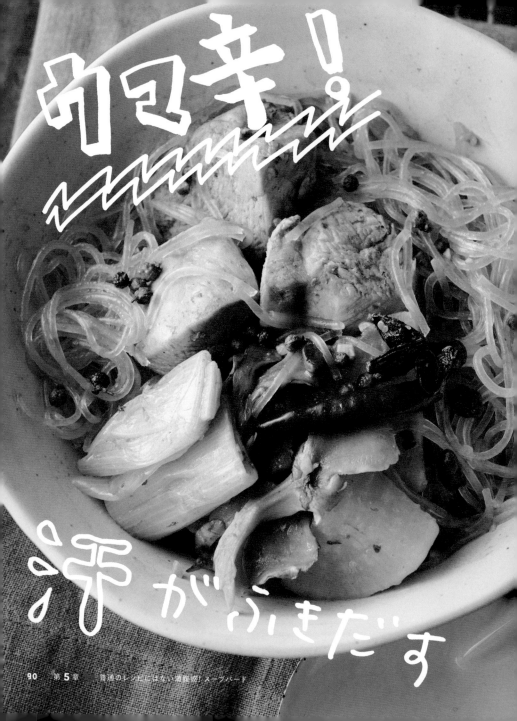

ウマ辛！

汗がふきだす

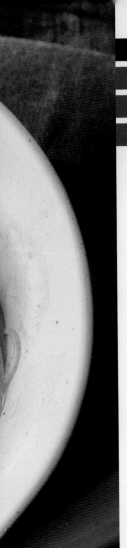

	713 kcal
たんぱく質	139.9g
脂質	40.8g
炭水化物	191.1g

スパイスのオンパレード！
春雨で食べ応え満点！

ボルケーノ

- ●鶏むね肉…600g
- ●春雨…200g
- ●大根…1/4本
- ●長ねぎ…1本
- ●まいたけ…1パック

Ⓐ
- ●にんにく…3かけ
- ●しょうが…1/2かけ
- ●豆板醤…10g
- ●赤唐辛子…1本
- ●花椒（ホアジャオ）…5g
- ●八角（ハッカク）…1/2個
- ●豆鼓（トウチ）…5g
- ●塩…10g
- ●ごま油…30g
- ●水…1000ml

1 鶏むね肉は皮を取り、大き目のぶつ切りにする。大根は皮をむき、乱切りにする。長ねぎは5cm長さに切る。まいたけは小房に分ける。にんにくとしょうがはみじん切りにする。

2 鍋にごま油を熱し、**A**を炒める。

3 水、春雨、大根、鶏むね肉、まいたけ、長ねぎ、豆鼓を加えて弱火で2～3時間煮る。

point
ピリ辛食欲増進メニュー。
体が燃えるように熱くなるよ！

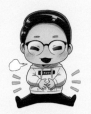

体脂肪を燃やしつくしてくれそうな
辛いダイエット食！
春雨との相性がバツグンです！

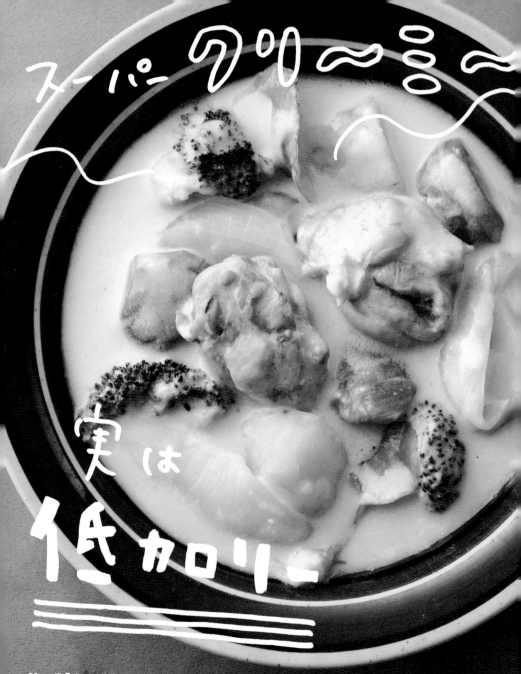

スーパークリ〜〜〜

実は

低カロリー

1841kcal	
たんぱく質	**98.3g**
脂質	**61.2g**
炭水化物	**229.6g**

手羽元と
野菜の旨味が心温まる!

ホワイトシチュー

- 鶏手羽元…5本
- 玉ねぎ…2個
- にんじん…3個
- じゃがいも…4個
- ブロッコリー…1個
- まいたけ…1パック
- 牛乳…500ml
- 薄力粉…40g
- 水…500ml
- ローリエ…1枚
- 塩…8g
- こしょう…少々

1 玉ねぎは皮をむき、大き目のくし形切りにする。にんじんはよく洗って皮付きのまま乱切りにし、まいたけは小房に分ける。じゃがいもは皮をむいて2～4等分に切り、ブロッコリーは小房に分ける。

2 鍋に鶏手羽元、玉ねぎ、にんじん、まいたけ、ローリエ、塩、こしょう、水を入れて弱火で2～3時間煮る。

3 シリコンスチーマーにじゃがいもを入れて電子レンジで加熱する(700Wで10分)。加熱が終わったらブロッコリーを加え、余熱で火を入れる。

4 牛乳と薄力粉をミキサーでよく混ぜ、フライパンに移して弱火で温める。ゴムベラで底が焦げないようにゆっくり混ぜながら加熱し、とろみがついたら火を止め冷ます。

5 **2**をザルで具とスープに分ける。スープをミキサーに入れ、**4**のホワイトソースを加えてよく混ぜる。クリーミーになったら鍋に移し、分けた具と**3**の野菜を加えて弱火で煮る。

point

基本的な根菜を使った優しい味。
ホワイトシチューとしては
信じられないくらい
低カロリーです!

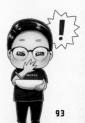

スッキリとした味わいの中に
しっかりとコクがある低脂肪シチュー!
ビストロシャイニー第1弾の
思い出の味!

満足度
バツグン！

1255kcal

たんぱく質 ▏▏▏▏▏ **101.4g**

脂質 ▏▏▏▏▏▏▏▏▏▏ **28.2g**

炭水化物 ▏▏▏▏ **159.6g**

「沼」と同じ
究極の減量食シリーズ！
ダイエット時の
ヘビロテ料理！

春雨スープ

Ⓐ

- 鶏むね肉…400g
- 長ねぎ…1本
- しょうが…1かけ
- 片栗粉…大さじ1
- 塩…少々
- 春雨…100g
- キャベツ…1/2個
- にんじん…1/2本
- 玉ねぎ…1個
- 干ししいたけ
  （スライスタイプ）…1つかみ
- 乾燥きくらげ…1つかみ
- ごま油…20g
- 塩…10g
- 水…1000ml

1 鶏むね肉と長ねぎは適当な大きさに切る。にんじんは皮付きのまま大き目の短冊切りにし、玉ねぎは半分に切ってから3cm幅に切る。キャベツはざく切りにする。

2 Ａの材料をフードプロセッサーでみじん切りにし、16等分して丸めて肉団子を作る。シリコンスチーマーに入れて電子レンジで加熱する（700Wで5分）。

3 鍋に水、春雨、キャベツ、にんじん、玉ねぎ、干ししいたけ、きくらげ、ごま油、**2**の肉団子を入れる。塩を加えて弱火で2〜3時間煮る。

point
春雨は意外と食べ応えがあります。中華風の味付けで、毎日食べても飽きません！

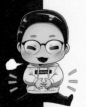

優しい味わいに
食べ応えのあるバード団子！
酢で味変すると、
満足感がさらに上昇！

パンに合う！

写真の**5**倍 **辛い**3

1005 kcal

たんぱく質 ⫶⫶⫶ **88.4g**

脂質 ⫶⫶⫶⫶⫶⫶⫶ **47.7g**

炭水化物 ⫶⫶⫶⫶ **55.5g**

ダイエットに飽きたときは
スパイスで刺激を!

スパイシー
バードスープ

- 鶏もも肉…400g
- セロリ…1本
- にんじん…1本
- 玉ねぎ…1個
- まいたけ…1パック
- レッドキドニービーンズ(水煮)
  …50g

A
- にんにく…1かけ
- しょうが…1かけ
- コリアンダーパウダー…15g
- クローブパウダー…3g
- クミンパウダー…5g

B
- 水…1000ml
- 塩…8g
- 粉山椒…4g
- 赤唐辛子…1本
- 薄力粉…適量
- サラダ油…30g

1 鶏もも肉は大きめのひと口大に切り、塩(分量外)をふって薄力粉をまぶす。セロリとにんじん、玉ねぎ、まいたけは、それぞれ食べやすい大きさに切る。にんにくとしょうがはみじん切りにする。

2 鍋にサラダ油を熱し、鶏もも肉と**A**を焼き色が付くまで炒める。**1**の野菜とまいたけを加えて、しんなりするまでさらに炒める。

3 水けを切ったレッドキドニービーンズと**B**を加えて弱火で2〜3時間煮る。

point

本格スパイスを使うと、
いつもと違う刺激に
食欲がわいちゃう一品に!

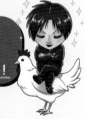

目が覚めるような
スパイシーな刺激がクセになる!
豆も入った栄養バツグンのスープ!

簡単つくおき目

ポカポカ

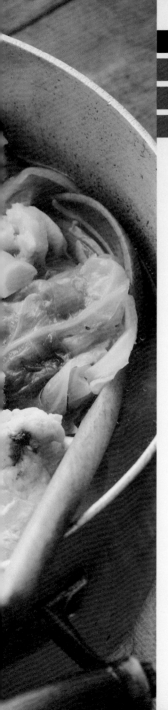

980 kcal		
たんぱく質	**81.1g**	
脂質	**48.2g**	
炭水化物	**59.4g**	

余計な味付けは不要!
じっくり煮込んだ
優しい一品。

バードポトフ

- 鶏手羽元…6本
- キャベツ…1/2個
- 玉ねぎ…1個
- かぶ…
  2〜3個(約200g)
- ブロッコリー…1個
- にんにく…1かけ
- ローリエ…1枚
- 塩…8g
- こしょう…少々
- 水…2000ml

1 キャベツはざく切りにし、玉ねぎは皮をむいて大き目のくし形切りにする。かぶは茎を2cmつけたまま縦に半分に切る。ブロッコリーは小房に分ける。にんにくは皮をむき軽くつぶす。

2 鍋に鶏手羽元、キャベツ、玉ねぎ、にんにく、ローリエ、塩、こしょう、水を入れて火にかけ、弱火で2〜3時間煮る。かぶとブロッコリーを加えてさらに30分煮る。

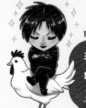

point

手羽元と野菜の自然なだしを
堪能してください。
コンソメなしでもうまい!

バードの旨味が出たあっさり味!
ゴロゴロ野菜で食べ応えもあります!

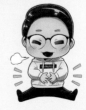

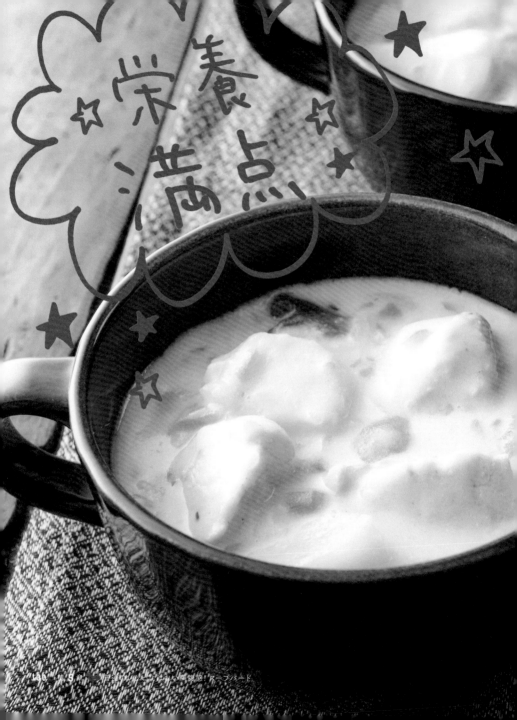

栄養満点

1552kcal

たんぱく質 ▮▮▮▮▮ **101.4g**

脂質 ▮▮▮▮▮▮▮▮ **50.3g**

炭水化物 ▮▮▮▮ **174.4g**

クラム（2枚貝）じゃなくても
うまい！筋肉から
愛される白い天使。

バード チャウダー

- 鶏むね肉…300g
- 玉ねぎ…2個
- にんじん…1本
- じゃがいも…3個
- にんにく…1かけ
- マッシュルーム
  …1パック
- バター…30g
- 水…500ml
- 牛乳…500ml
- 薄力粉…40g
- 塩…8g
- こしょう…少々

1 鶏むね肉は大きめのひと口大に切る。玉ねぎとにんにくは皮をむき、適当な大きさに切る。にんじんは皮付きのまま適当な大きさに切る。玉ねぎとにんじん、にんにくをフードプロセッサーで粗いみじん切りにする。

2 じゃがいもは皮をむき、ひと口大に切る。1の野菜と一緒にシリコンスチーマーに入れ、電子レンジで加熱する（700Wで10分）。

3 鍋にバターを熱し、鶏むね肉と、マッシュルームを炒める。2の野菜を加えてさらに炒め、全体に焼き色が付いたら水を加えて塩とこしょうで調味する。

4 牛乳と薄力粉をミキサーでよく混ぜ、3の鍋に加え、とろみがつくまで煮る。

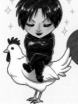

point

脂質を最小限に抑えたシチュー風のスープです！

手軽に作れる本格的な味わい！
濃厚なホワイトソースと
根菜で体の芯から温まります！！

じゃがいもも
入れてOK！

ほっこり

1010 kcal	
たんぱく質 **79.3g**	
脂質 **44.8g**	
炭水化物 **74.1g**	

具だくさんで超満足！
最強のおかずスープ・爆誕！

バード汁

1
鶏もも肉はひと口大に切る。大根とにんじんは厚めの半月切りかいちょう切りにする。ごぼうはよく洗って乱切りにして、まいたけは小房に分ける。豆腐は手で食べやすい大きさにちぎる。しょうがはせん切りにする。

2
鍋にごま油を熱し、鶏もも肉としょうがを炒める。豆腐はシリコンスチーマーに入れて電子レンジで加熱する（700Wで5分）。

3
2の鍋に大根、にんじん、ごぼう、まいたけ、**2**の豆腐、だしの素、水を入れて火にかける。

4
鶏もも肉に火が通ったら、味噌を溶いて弱火で2〜3時間煮る。

- ●鶏もも肉…250g
- ●大根…1／4本
- ●にんじん…1本
- ●ごぼう…1本
- ●まいたけ…1パック
- ●木綿豆腐…1丁
- ●しょうが…30g
- ●顆粒だしの素（あご）…小さじ1
- ●味噌…40g
- ●ごま油…20g
- ●水…2000ml

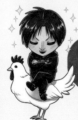

◇point◇

豚汁ならめバード汁！
これとご飯、卵があれば栄養バランスも最高です！

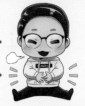

根菜がしっかり摂れる
毎日・毎食でも食べたい味わいです！

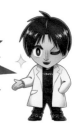

常備しておくべき食材は？

\ A N S W E R /

シャイニーの
おすすめはこれです。

塩、こしょう、醤油、味噌、りんごジュース、根菜類（たまねぎ、にんじん、じゃがいも
など）、米、鶏むね肉、調理油（オリーブオイル、アボカドオイル）です。

なお、16ページで解説したように、調味料や油は、香料などの食品添加物が
含まれていないものを選んでいるので、価格は高めです。

料理にコクを出したいときは？

\ A N S W E R /

オイルか塩を入れましょう。

「レシピ通り作ったけど、もっとコクが欲しい！」と思うこともあるかもしれませ
ん。そんな場合、おすすめなのは「オリーブオイル」や「サラダ油」、もしくは
「塩」を少し入れることです。

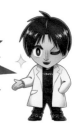

第**6**章

ビルドアップ
したいなら！
バルクめし
バード

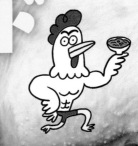

本書は「健康的にやせる」ための
レシピを紹介していますが、
中には「やせたうえでムキムキになりたい」と
思う人もいるでしょう。そんな人におすすめのレシピです！

卵何個
あるんすか…

PFC バランスモ
最強!

4892kcal	
たんぱく質	**280**g
脂質	**216.7**g
炭水化物	**404.1**g

テーマは「非現実」。
テンション爆上がりの
バルク飯！

ベーシック
オールバードご飯

- 丸鶏…1羽
- 長ねぎ…1本
- ゆで卵…5個

Ⓐ

- 玉ねぎ…1個
- しょうが…1かけ
- にんにく…1かけ
- 醤油…250ml
- りんごジュース…250ml
- 酢…100ml
- 水…1000ml
- 昆布…(10cm×5cm程度)1枚
- 米…3合

1 長ねぎはぶつ切りにする。玉ねぎとにんにくは皮をむき、玉ねぎは適当な大きさに切る。

2 Ⓐの材料をミキサーで玉ねぎが細かくなるまで混ぜる。

3 炊飯器に昆布、丸鶏、長ねぎ、ゆで卵を入れ、**2**を加える。炊飯モードで炊いて、炊き上がったら5時間保温状態にする。

4 炊飯器から具を取り除き、残った汁に米（洗わない）を入れ、水を3合の目盛りまで足す。炊飯モードで炊いて器に盛り、具をのせる。

point

シャイニーが思う究極のバルクアップ飯です。
筋力を伸ばす時期にもってこい！

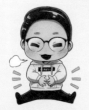

バードのすべてを食べられるご馳走料理！
バードのだしで炊いたご飯は絶品です！

丸ごと味わえ！

この鶏白湯、♡

♡浴びたい！

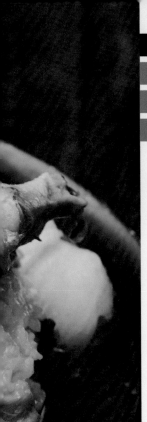

3553 kcal	
たんぱく質 ‖‖‖ **229.1g**	
脂質 ‖‖‖‖‖‖‖ **184.4g**	
炭水化物 ‖‖‖‖ **212.4g**	

オールバード感謝祭！
ダイエットのごほうびに！

マッスル サムゲタン

- 丸鶏…1羽
- にんじん…1本
- 長ねぎ…1本
- じゃがいも…3個
- しょうが…1個
- にんにく…4かけ
- 赤唐辛子…1本
- クコの実…10粒
- 米…1合
- 塩…10g
- 水…1500ml

point

究極のバードだし料理！
バードのおいしさが
一番シンプルに伝わる料理です！

1 長ねぎは、青い部分はぶつ切りにし、白い部分は斜め切りにする。しょうがはよく洗って皮付きのまま薄切りにし、にんにくは皮をむいてつぶす。にんじんは皮をむいて乱切りにし、じゃがいもは皮をむいて4つに切る。

2 丸鶏のお腹に米としょうが、にんにくを詰めて脚を結ぶ。

3 鍋に丸鶏、じゃがいも、にんじん、長ねぎ、クコの実、塩を入れて、赤唐辛子を手でちぎって加える。水を加えて火にかけ、沸騰したらあくを取り2〜3時間弱火で煮る。

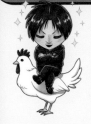

ねぎとしょうがが香る優しい味わい！
バードの中のお米も驚きのおいしさです。クリーンなバルクアップに最適！

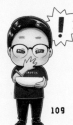

奪い合いに注意！

モリモリ

1322 kcal	
たんぱく質 **98g**	
脂質 **48.5g**	
炭水化物 **115.6g**	

みんな憧れの名作アニめしを再現！

「あの城」の ミートボールパスタ

- 鶏もも肉…300g
- 鶏レバー…100g
- 玉ねぎ…1個
- にんにく…1かけ
- マッシュルーム…1パック
- トマト水煮缶(ホール)…1缶
- トマトジュース…500ml
- 塩…8g
- こしょう…少々
- 薄力粉…適量
- 赤ワイン…50ml
- サラダ油…30g
- スパゲッティ…200g

point

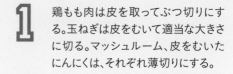

アメリカの
ボディビルダー飯に
影響を受けて考案した
バルクメニュー！

1 鶏もも肉は皮を取ってぶつ切りにする。玉ねぎは皮をむいて適当な大きさに切る。マッシュルーム、皮をむいたにんにくは、それぞれ薄切りにする。

2 鶏もも肉と鶏レバー、玉ねぎ、塩4g、こしょうをフードプロセッサーでみじん切りにする。16等分して丸め、薄力粉をまぶす。

3 フライパンにサラダ油を熱し、**2**のミートボールを焼く。全体に焼き色が付いたら、マッシュルームとにんにくを加えて炒める。

4 赤ワインを加えてアルコールを飛ばし、トマト水煮缶とトマトジュース、塩4gを入れて1/3量になるまで弱火で煮詰める。

5 スパゲッティを袋の表示通りにゆでて水けを切り、**4**と和える。

たんぱく質がたくさん摂れる！
ごろごろ肉団子が嬉しい
みんな大好きな一品です！

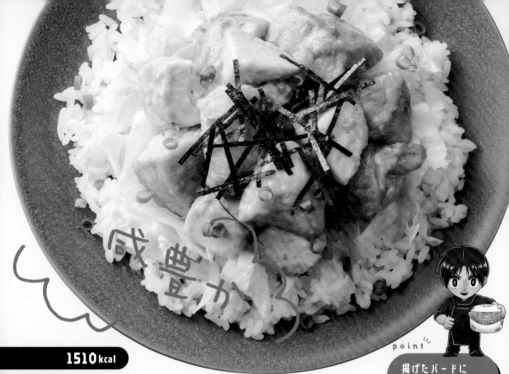

1510 kcal

たんぱく質	**78g**
脂質	**72.8g**
炭水化物	**128.3g**

意外とさっぱりで食べ飽きない!
箸よりスプーンでかきこめ!

マヨバードめし

point
揚げたバードに
マヨネーズを加える
ことで、暴力的な
高カロリー食を
作ることに
成功しました!

- ●鶏むね肉…300g
- ●アボカド…1／2個
- ●醤油…15g
- ●片栗粉…適量
- ●マヨネーズ
  （全卵マヨネーズ推奨）
  …40g
- ●塩、こしょう
  …各少々
- ●サラダ油…適量
- ●ご飯…適量
- ●レタス…1／4個
- ●刻みのり、細ねぎ
  …各適量

1 ひと口大に切った鶏むね肉をボウルに入れ、醤油をかけて、途中裏返して冷蔵庫で20分間漬ける。水分をふき取り、片栗粉をまぶして180℃のサラダ油で揚げる。

2 アボカドは皮をむいて種を取り、3cm角に切る。**1**の鶏むね肉と一緒にマヨネーズで和える。

3 器にご飯を盛って刻んだレタスを敷き、**2**をのせる。小口切りにした細ねぎと刻みのりをのせる。

1288kcal	
たんぱく質 ‖‖‖‖‖‖ **69.6g**	
脂質 ‖‖‖‖‖‖‖‖‖ **77g**	
炭水化物 ‖‖‖‖‖‖ **70.6g**	

ほかほかご飯と一緒に食べてくれ！
シャイニー唐揚げ

- 鶏手羽元…6本
- 薄力粉…適量
- 片栗粉…適量

A
- 醤油…100ml
- りんごジュース…150ml
- しょうが…1かけ
- にんにく…1かけ
- 玉ねぎ 1／2個
- サラダ油…適量

point

漬けダレに野菜の風味を
加えることで、唐揚げは
格段においしくなります！

1 玉ねぎとにんにくは皮をむき、玉ねぎは適当な大きさに切る。

2 Aをミキサーで玉ねぎが細かくなるまで混ぜて、ジッパー付き保存袋に入れる。鶏手羽元を漬けて冷蔵庫で半日おく。

3 鶏手羽元の水けをふき取り、薄力粉と片栗粉を半々で混ぜたものをまぶす。180℃のサラダ油で揚げる。

コスパ最強

外食するなら何を食べるべき？

\ ANSWER /

頻度によって異なります。

健康面でもコスト面でも、理想は毎日自炊することなのですが、現実にはなかなか難しいと思います。

外食をする場合、食べるべきものは頻度によって変わってきます。

● **週1、2回**→何を食べても構いません。ただし、腹八分目に留めてください。
● **週3回以上**→脂質を抑えることを意識しましょう。簡単にいうと、「油が少ないメニュー」を選ぶのです。例えば、寿司、そば、定食系などです。

外食にはいろいろな選択肢がありますが、**自分の意思で「やせやすいほう」を選ぶようにしてください。**

例えば、「そば」と「ラーメン」で悩んだら「そば」を選ぶ。どうしても「ラーメン」が食べたいのなら、「家系ラーメン」ではなく「無添加醤油ラーメン」や「タンメン」を選ぶということです。

ちなみに僕のボディビル仲間では、ファミレスならマグロ漬け丼、サラダやフォカッチャ、牛丼屋なら鮭定食が人気です。

第 7 章

！ゼロ！

小腹が減ったときに！
おやつバード

「甘いものが食べたい」
「ポテチやおせんべいが食べたい」
ダイエット中にそう思ったときは、このレシピを作って食べましょう！

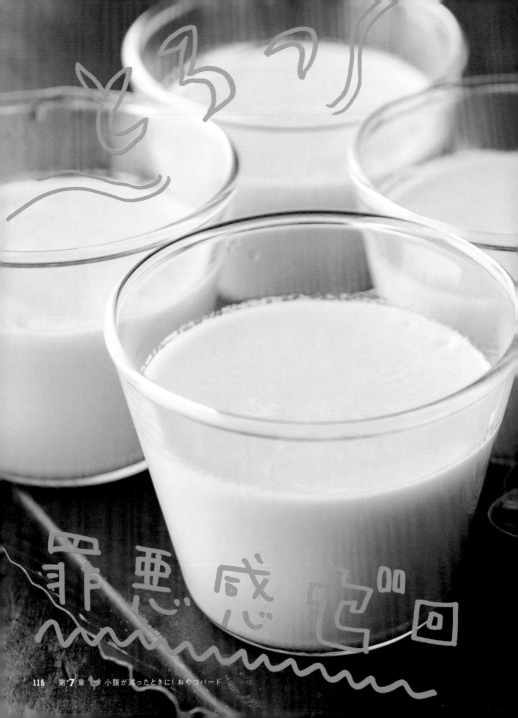

とろっ

罪悪感ゼロ回

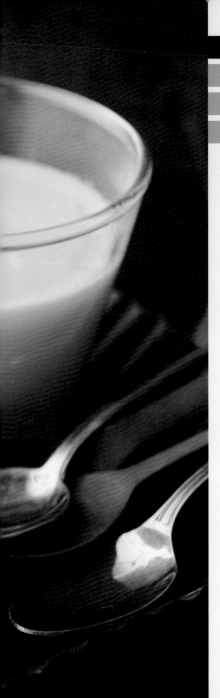

442kcal

たんぱく質	**23.3g**
脂質	**22.2g**
炭水化物	**36.7g**

はちみつで
甘すぎない
簡単おやつ!

とろける
レンチン
プリン

- 卵…2個
- 牛乳…250ml
- はちみつ…30g

1 卵を溶いて牛乳とはちみつを加える。

2 茶こしなどでこして、シリコンスチーマー（写真は耐熱容器）に1/4ずつ入れる。

3 ふんわりラップをして電子レンジで1個ずつ加熱する（1個あたり500Wで1分30秒）。粗熱をとってから冷蔵庫で冷やす。

point

電子レンジで簡単に
ヘルシーなプリンが
できちゃうんです!

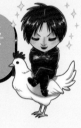

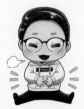

驚くほど簡単! すっきりした
甘味とトロトロ食感が
やみつきになります!

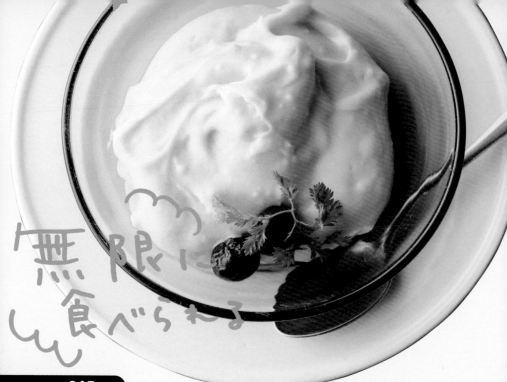

無限に
食べられる

807 kcal

たんぱく質	**28.7g**
脂質	**37.3g**
炭水化物	**87g**

砂糖離れした人のための絶品お手軽スイーツ!

カスタードクリーム

- 卵黄…3個分
- 牛乳…500ml
- 薄力粉…40g
- はちみつ…40g

1 ミキサーにすべての材料を入れて
なめらかになるまで混ぜる。

2 フライパンに移して弱火にかけ、ゴムベラで底からしっかり
混ぜながら沸騰させる。

3 目の細かいざるで裏ごしして、粗熱を取ってから
冷蔵庫で冷やす。

point

自作したカスタードクリームは、市販のものとひと味もふた味も違います!

142 kcal

たんぱく質	**29.9g**
脂質	**1.2g**
炭水化物	**1.4g**

- 鶏ささみ…3本
- 塩、こしょう
　…各少々

小腹が空いたときに食べたいささみせんべい！

パリパリバード

1 鶏ささみを3〜4つに切り、クッキングシートに並べる。上からラップをかぶせて麺棒でたたき、できるだけ薄くする。

2 ラップを外して塩とこしょうをふり、電子レンジで加熱する（700Wで3分）。様子を見ながら足りなければ追加して、パリパリになるまで加熱する。

point

おせんべいみたいですが、たんぱく質のかたまりです！

おつまみにも

これ、マジでささみ？！

119

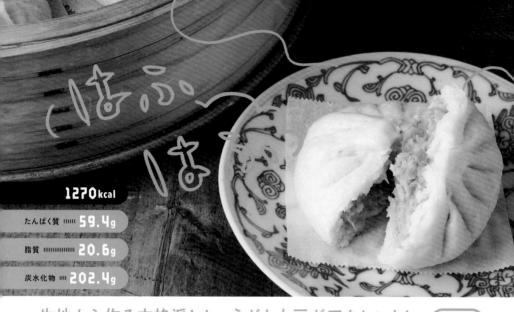

1270kcal

たんぱく質 ⅢⅢ	**59.4g**
脂質 ⅢⅢⅢⅢⅢ	**20.6g**
炭水化物 ⅢⅢ	**202.4g**

生地から作る本格派！ しょうがと大豆がアクセント！

バードまん

- 鶏むね肉…150g Ⓐ
- 玉ねぎ…1／2個
- しょうが…1かけ
- 大豆 (水煮) …50g
- 片栗粉…20g
- 醤油…20g
- こしょう…少々

Ⓐ
- 薄力粉…200g
- ぬるま湯…90g
- ドライイースト…3g
- オリゴ糖シロップ…30g
- ごま油…10g

point

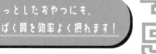

ちょっとしたおやつにも、たんぱく質を効率よく摂れます！

1 Ⓐの材料をボウルに入れてよくこねる。別のボウルに60℃のお湯 (分量外) を入れ、生地の入ったボウルにふんわりラップをして浮かべて40分間1次発酵させる。

2 玉ねぎは皮をむき適当な大きさに切る。シリコンスチーマーに入れて電子レンジで加熱する (700Wで10分) 。鶏むね肉はぶつ切りにし、大豆は水けを切る。

3 鶏むね肉、玉ねぎ、大豆、しょうが、片栗粉、醤油、こしょうをフードプロセッサーでみじん切りにする。6等分にして丸める。

4 **1**の生地を6等分にして5mm厚さに丸く伸ばし、中央に具を置いて包む。そのまま20分間2次発酵させる。

5 湯気の立った蒸し器で20分間蒸す。

ピザまん

1209kcal

たんぱく質 ‖‖‖	**49.8g**
脂質 ‖‖‖‖‖‖	**20.3g**
炭水化物 ‖‖‖	**200.3g**

- 鶏もも肉…150g
- 玉ねぎ…1/2個
- なす…1本
- にんにく…1かけ
- トマト水煮缶(ホール)…1缶
- 塩…5g
- こしょう…少々
- ローズマリー…1枝

Ⓐ
- 薄力粉…200g
- ぬるま湯…90g
- ドライイースト…3g
- オリゴ糖シロップ…30g
- ごま油…10g

1 Aの材料をボウルに入れてよくこねる。別のボウルに60℃のお湯(分量外)を入れ、生地の入ったボウルにふんわりラップをして浮かべて40分間1次発酵させる。

2 鶏もも肉はぶつ切りにし、なすはへたを取り適当な大きさに切る。玉ねぎとにんにくは皮をむき、適当な大きさに切る。トマト水煮缶は水けを切る。ローズマリーは枝を取り除く。

3 2と塩、こしょうをフードプロセッサーでみじん切りにし、シリコンスチーマーに入れて電子レンジで加熱する(700Wで20分)。ふたを外して粗熱を取り、6等分にする。

4 1の生地を6等分にして5mm厚さに丸く伸ばし、中央に具を置いて包む。そのまま20分間2次発酵させる。

5 耐熱皿に並べてふんわりラップをし、電子レンジで加熱する(700Wで5分)。

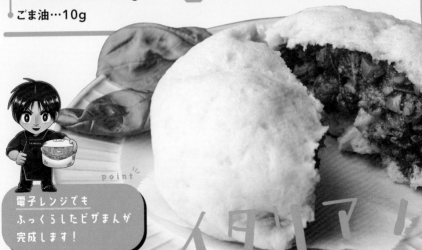

point

電子レンジでも
ふっくらしたピザまんが
完成します！

121

マッスルグリルの 食事 & トレーニング

シャイニー薊

基礎代謝量 **2000kcal**

ボディビル的な食生活なので、
1日分の料理を一度に作れる
炊飯器料理を好んでいます。
前日に翌日の大体の食事を
一度に作ります。
4食中1食は、なるべく内容を変えて
食べるようにします。

	日	月
8:00 1食目	●ミートソースペンネ ●果物少々	●味噌煮込み ●ご飯150g
11:00 筋トレ	OFF	胸
13:00-14:00 2食目	●ミートソースペンネ ●ヨーグルト ●焼き芋1/2個	●味噌煮込み ●玄米200g ●卵2個
18:00-19:00 3食目	●ミートソースペンネ	●味噌煮込み ●ご飯150g ●トマト1個 ●きゅうり1本
21:00 4食目	●ミートソースペンネ ●卵2個	●味噌煮込み ●ご飯120g ●ヨーグルト

Smile Inoue's Schedule

	日	月	火	水
10:00 1食目	●にんじんスムージー ●ゆで卵2個 ●味噌汁	●にんじんスムージー ●ゆで卵2個 ●味噌汁	●にんじんスムージー ●ゆで卵2個 ●味噌汁	●にんじんスムージー ●ゆで卵2個 ●味噌汁
トレーニング	ランニング5km	ランニング5km	OFF	ランニング5km
15:00-17:00 2食目	●ビストロシャイニー ●撮影メニュー	●味噌煮込み ●玄米200g ●卵2個	●筑前煮 ●麦飯200g ●りんご1個	●ジャガバード ●卵2個
トレーニング	ウエイトトレーニング	格闘技練習	格闘技練習	格闘技練習
23:00 3食目	●バードはんぺん ●グリークヨーグルト	●バードチャウダー ●ブルーベリー ●ぶどう	●低温調理バード 300g ●グリークヨーグルト	●サーモンと 野菜のグリル ●馬刺し ●ブルーベリー ●ぶどう

7DAYSスケジュール！

Shiny Azami's Schedule

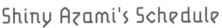

火	水	木	金	土
●筑前煮 ●麦飯200g	●ジャガバード ●ヨーグルト	●ジャンピラフ ●卵2個	●みぞれ煮 ●卵2個 ●玄米200g	●シャイニーカレー ●ご飯200g
背中	肩	腕	OFF	脚
●筑前煮 ●麦飯200g ●りんご1個	●ジャガバード ●卵2個	●ジャンピラフ ●焼き芋1／2個	●みぞれ煮 ●白米200g ●りんご1個	●シャイニーカレー ●じゃがいも中サイズ3個 ●ヨーグルト
●筑前煮 ●ご飯200g	●ジャガバード	●ジャンピラフ ●ヨーグルト	●みぞれ煮 ●ご飯150g ●ヨーグルト	●シャイニーカレー ●ご飯200g
●刺身 ●ご飯150g ●トマト1個	●角煮 ●ご飯150g ●納豆	●バードハム ●ご飯150g ●生野菜	●豚の生姜焼き ●麦飯150g	●刺身 ●ご飯150g

スマイル井上

木	金	土
●にんじんスムージー ●ゆで卵2個 ●味噌汁	●にんじんスムージー ●ゆで卵2個 ●味噌汁	●にんじんスムージー ●ゆで卵2個 ●味噌汁
ウエイトトレーニング	OFF	OFF
●ジャンピラフ ●焼き芋1／2個	●みぞれ煮 ●白米200g ●りんご1個	●シャイニーカレー ●じゃがいも中サイズ3個 ●ヨーグルト
OFF	格闘技練習	格闘技練習
●肉じゃが ●魚介の冷製パスタ ●チョコレートケーキ	●アボカドサラダ ●刺身 ●ブルーベリー ●ぶどう	●レバニラ ●グリークヨーグルト

基礎代謝量 **1900kcal**

運動のパフォーマンスと仕事の効率を上げるため、朝と夜は量を少なめに、2食めは運動の約3時間前に多めに摂ります。高たんぱく・低脂質、強度が高い運動前には炭水化物をしっかり摂るよう心がけています。甘いものが好きなので我慢せず、なるべくヘルシーなものを1日1回食べます。時々ジャンクなものも食べてしまいます……。

第1章 ぶちこめばOK！ 炊飯器バード

		カロリー	たんぱく質	脂質	炭水化物
20	沼	1379kcal	121.5g	12.9g	189.3g
22	マグマ	1362kcal	123.9g	6.8g	196.6g
24	ジャンバラヤ	1476kcal	57.3g	47g	200.5g
26	シャイニーカレー	801kcal	64.6g	18.1g	96.6g
28	ミートソースペンネ	1077kcal	77.8g	30.8g	103.3g
30	ジャガバード	672kcal	68.1g	5.2g	94.7g
32	カオマンガイ	1555kcal	110.4g	9g	242g
33	味噌煮込み	1112kcal	160.3g	14.7g	103g
34	みぞれ煮	1030kcal	140.4g	29g	43.3g
35	筑前煮	822kcal	116.7g	8.4g	70.6g

第2章 食べ応えバツグン！ 主食バード

38	マッサマン風シャイニーカレー	3023kcal	135.1g	100g	379.6g
40	ネパール風バードカレー	2234kcal	158.4g	42.6g	288.8g
42	焼きバード丼	1199kcal	58.3g	43.6g	132.8g
44	バードライス	1573kcal	57.8g	30.7g	251.7g
45	チーユチャーハン	2468kcal	56.5g	131.9g	237.8g
46	バード南蛮そば	1601kcal	72.4g	34.3g	187.1g
48	バードカレーうどん	1300kcal	34.6g	44.3g	189.2g

第3章 最強のご飯の相棒！ おかずバード

52	バードハンバーグ	855kcal	76.2g	35g	41.3g
54	タンドリーバード	1137kcal	118.7g	58.6g	23.2g
55	バードの幽庵焼き	1382kcal	117.4g	89.7g	14.5g
56	スパイシーバード	574kcal	90.3g	16.2g	10.9g
57	スパイシー山賊焼き	987kcal	66g	66.3g	25.1g
58	バード炒め	1421kcal	64.3g	73.5g	124.2g
60	バードステーキ	1713kcal	117.6g	129.8g	3g
62	バードピカタ	1148kcal	150.7g	46g	21.1g
64	レバニラ	929kcal	69.3g	57.7g	29.7g
66	バード爆弾	1077kcal	144g	26.5g	61.6g
68	ヘルシーバード餃子	1512kcal	89.9g	40.7g	184.5g
70	骨付きバードのトマト煮	1728kcal	114g	96.8g	103.7g
71	手羽元の甘酢煮込み	1755kcal	118.1g	108g	71.8g

本書で一番伝えたいメッセージは
「料理って簡単だし、楽しいよ」ということ。
自炊が面倒という人は多いと思いますが、
一度騙されたと思って作ってみてください。
紹介したレシピは、コンビニ弁当やジャンクフードでは味わえない
素材そのものの旨さを実感できますし、自身の食生活を
見直すきっかけにもなります。そして3週間程度続ければ、
肉体の変化もはっきり感じることができるでしょう。

僕たちはもともと同じ会社に勤めていて、
趣味で動画撮影をしていたのですが、
「いろいろな人に食事や筋肉の情報を届けたい!」
「皆さんと一緒に食育を学びたい!」という考えから2018年11月に
YouTubeチャンネルを立ち上げました。コンセプトは、
「やりたいことをゆるく全力で、真面目に不真面目に発信すること」(笑)。
たくさんの方のご協力もあり、
2021年4月時点でのメインチャンネル登録者は
約38.5万人、再生回数は1億回を超えることができました。
この場を借りて、深く御礼申し上げます。
これからはさらなる食の探究を目指し、
健康的でおいしい食材の開発や、自らで食材を作っていきます!

この本を読まれて一人でも多くの方が、
バードレシピによって健康意識を高め、
自分が求める体に近づいていただければ、
著者としてこれ以上の喜びはありません。

オンラインサロン
マッスルグリルの家

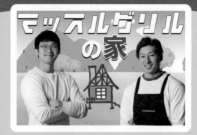

ライブ生配信、限定グッズ配布、交流会など
YouTubeの枠を越えて楽しい情報をお届け！ 写真付きの
レシピブログ、料理イベントなども開催しています！

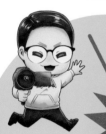

＼ 筋肉＆食の人気YouTuber、
まさかのマンガ化！ ／

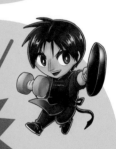

マッスルグリル
THE COMIC

**2021年8月9日（月）
第1巻発売！**

シャイニー薊とスマイル井上からなる
人気YouTuberマッスルグリルがマンガになった！
伝説の炊飯器減量食「沼」や、ロニー・コールマンにいたるまで、
彼らの魅力がさらにバルクアップ！ 同時発売の特装版には
『マッスルグリル THE COMIC』オリジナルTシャツが
付いてくるので、こっちもチェックしてみぃ〜!!

漫画／亀ユウキ　原案協力／マッスルグリル
『別冊少年マガジン』にて連載中

【著者紹介】

マッスルグリル

● ——よりスタイリッシュなボディビルともいえる「フィジーク」で活躍するシャイニー薊（調理師免許保有）、そして総合格闘技の実力者であるスマイル井上の2名によるプロジェクト。"筋肉や食をこよなく愛する人のためのYouTubeチャンネル"を運営している。

● ——このチャンネルに投稿されるのは、彼らの肉体美をつくり上げているトレーニングや食事の紹介、軽妙なトークや街歩きなど。2021年4月時点でのメインチャンネル登録者数約38.5万人・再生回数1億回超、サブチャンネル登録者数約11.2万人。

● ——『別冊少年マガジン』で漫画「マッスルグリル THE COMIC」連載中。

ガッツリ食べても罪悪感ゼロ！ 究極のバードめし

2021年6月7日　　第1刷発行
2021年6月28日　　第2刷発行

著　者——マッスルグリル
発行者——齊藤　龍男
発行所——株式会社かんき出版
　　　　　東京都千代田区麹町4-1-4 西脇ビル　〒102-0083
　　　　　電話　営業部：03(3262)8011㈹　編集部：03(3262)8012㈹
　　　　　FAX　03(3234)4421　　　　　振替　00100-2-62304
　　　　　https://kanki-pub.co.jp/
印刷所——大日本印刷株式会社